内科常见病与公共卫生

编著 陈 龙 侯 坤 王春雷 孙 峰
李本国 楚娟娟 张光林 刘燕慧

吉林科学技术出版社

图书在版编目（CIP）数据

内科常见病与公共卫生 / 陈龙等编著. --长春：吉林科学技术出版社，2024. 8. --ISBN 978-7-5744-1670-3

Ⅰ. R5

中国国家版本馆CIP数据核字第2024S6982A号

内科常见病与公共卫生

编　　著	陈　龙　等
出 版 人	宛　霞
责任编辑	黄玉萍
封面设计	济南睿诚文化发展有限公司
制　　版	济南睿诚文化发展有限公司
幅面尺寸	170mm×240mm
开　　本	16
字　　数	220 千字
印　　张	12.75
印　　数	1~1500 册
版　　次	2024 年 8 月第 1 版
印　　次	2024 年12月第 1 次印刷

出　　版	吉林科学技术出版社
发　　行	吉林科学技术出版社
地　　址	长春市福祉大路5788 号出版大厦A 座
邮　　编	130118
发行部电话/传真	0431-81629529　81629530　81629531 81629532　81629533　81629534
储运部电话	0431-86059116
编辑部电话	0431-81629510
印　　刷	廊坊市印艺阁数字科技有限公司

书　　号	ISBN 978-7-5744-1670-3
定　　价	72.00 元

编委会

主　编

陈　龙　侯　坤　王春雷　孙　峰

李本国　楚娟娟　张光林　刘燕慧

副主编

张　宽　高菊芳　张　红　杜　鑫

李瑛鑫　归瑞萍

编　委（按姓氏笔画排序）

王春雷（莒县卫生健康综合执法大队）

归瑞萍（河南省新野县歪子镇卫生院）

刘艳文（滕州市工人医院）

刘燕慧（庆云县人民医院）

孙　峰（莒县疾病预防控制中心）

杜　鑫（枣庄市精神卫生中心）

李本国（淄博市张店区第二人民医院）

李瑛鑫（济南市历下区疾病预防控制中心）

张　红（山东省公共卫生临床中心）

张　宽（山东省济宁市兖州区大安中心卫生院）

张光林（齐河县卫生健康事业发展中心）

陈　龙（费县梁邱中心卫生院）

苑中芬（莒县疾病预防控制中心）

侯　坤（鱼台县人民医院）

高菊芳（济宁市中西医结合医院）

楚娟娟（菏泽市牡丹人民医院）

前言 foreword

内科学是一门研究疾病的病因、诊断、治疗和预后的临床学科，其涉及面广、整体性强，对医学科学的发展有着极其重要的影响，是现代医学的重要组成部分。从事临床内科学的医师不仅要具备基础理论知识，而且要能够及时对疾病做出正确的诊断和治疗。因此，疾病诊治是临床医学的最终目标，也是广大临床内科医师每天都要面临和解决的问题。

医院作为一个独特的单位，不仅要承担急性病的诊断和治疗工作，还要参加各种慢性非传染性疾病的社区与个体监测、预警和预防等工作，即公共卫生管理的相关工作。随着社会经济的发展及科技的进步，人们对公共卫生的认识不断加深，因此医务人员的知识也需要不断拓展和更新，才能为人们提供更优质的服务。

为了满足广大医务人员对内科学及公共卫生知识的需要，我们特邀请经验丰富的专家编写了本书。

本书分成两篇进行叙述。内科篇主要介绍了内科常见疾病的病因、病机、临床表现、诊断、鉴别诊断、治疗等内容；公共卫生篇主要介绍了传染病的预防与控制、医院感染管理等公共卫生知识。本书内容简明扼要、条理清楚，科学性与实用性强，适合各级医疗机构内科医师、公共卫生工作人员参考阅读。

由于编者编写时间紧张、编写经验有限，书中存在的疏漏与谬误之处，恳请广大读者鉴谅并提出宝贵意见和建议。

《内科常见病与公共卫生》编委会

2024 年 2 月

目录 contents

内科篇

公共卫生篇

内 科 篇

第一章　内科疾病常见临床表现

第一节　心　　悸

一、概述

心悸是一种常见的症状，表现为患者主观感觉心跳或心慌，患者主诉心脏像擂鼓样，心脏停搏，心慌不稳等，常伴心前区不适，是由于心率过快或过缓、心律不齐、心肌收缩力增加或神经敏感性增高等因素引起。一般健康人仅在剧烈运动、神经过度紧张或高度兴奋时才会有心悸的感觉，神经官能症或处于焦虑状态的患者。即使没有心律失常或器质性心脏病，也常以心悸为主诉而就诊，而某些患器质性心脏病者或出现频发性期前收缩，甚至心房颤动而并不感觉心悸。

二、诊断

（一）临床表现

由心律失常引起的心悸，在检查患者的当时心律失常不一定存在，因此务必让患者详细陈述发病的缓急、病程的长短；发生心悸当时的主观症状，如有无心脏活动过强、过快、过慢、不规则的感觉；持续性或阵发性；是否伴有意识改变；周围循环状态如四肢发冷、面色苍白以及发作持续时间等；有无多食、怕热、易出汗、消瘦等；心悸发作的诱因与体位、体力活动、精神状态以及麻黄碱、胰岛素等药物的关系。体检重点检查有无心脏疾病的体征，如心脏杂音、心脏扩大及心律改变，有无血压增高、脉压增宽、动脉枪击音、水冲脉等高动力循环的表现，注意甲状腺是否肿大、有无突眼、震颤及杂音以及有无贫血的体征。

(二)辅助检查

为明确有无心律失常存在及其性质应做心电图检查,如常规心电图未发现异常,可根据患者情况予以适当运动如仰卧起坐、蹲踞活动或24小时动态心电图检查,怀疑冠心病、心肌炎者给予运动负荷试验,阳性检出率较高,如高度怀疑有恶性室性心律失常者,应做连续心电图监测。如怀疑有甲状腺功能亢进、低血糖或嗜铬细胞瘤时可进行相关的实验室检查。

三、鉴别诊断

心悸的鉴别需明确其为心脏原发性节律紊乱引起还是继发循环系统以外的疾病所致,进一步需确定其为功能性还是器质性疾病导致的心悸。

(一)心律失常

1.期前收缩

期前收缩为心悸最常见的病因。不少正常人可因期前收缩的发生而以心悸就诊,心突然“悬空”“下沉”或“停顿”感是期前收缩的特征。此种感觉不但与代偿间歇的长短有关,且往往与期前收缩后的心搏出量有关。心脏病患者发生期前收缩的机会更多,心肌梗死患者如期前收缩发生在前一心搏的T波上,特别容易引起室性心动过速或心室颤动,应及时处理。听诊可发现心跳不规则,第一心音增强,第二心音减弱或消失,以后有一较长的代偿间歇,桡动脉搏动减弱,加强或消失,形成脉搏短细。

2.阵发性心动过速

阵发性心动过速是一种阵发性规则而快速的异位心律,具有突发突止的特点,发作时间长短不一,心率在160～220/min,大多数阵发性室上性心动过速是由折返机制引起,多无器质性心脏病,心动过速发作可由情绪激动、突然用力、疲劳或饱餐所致,亦可无明显诱因出现心悸、心前区不适、精神不安等,严重者可出现血压下降、头晕、乏力甚至心绞痛。室性心动过速最常发生于冠心病,尤其是发生过心肌梗死有室壁瘤的患者及心功能较差者;也可见于其他心脏病甚至无心脏病的患者。阵发性室上性心动过速和室性心动过速心电图不难鉴别,但宽QRS波室上性心动过速有时与室速难以区分,必要时可做心脏电生理检查。

3.心房颤动

心房颤动亦为常见心悸原因之一,特别是初发又未经治疗而心率快速者。多发生在器质性心脏病基础上。由于心房活动不协调,失去有效收缩力,加以快而不规则心室节律使心室舒张期缩短,心室充盈不足,因而心排血量不足,常可

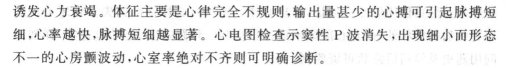

诱发心力衰竭。体征主要是心律完全不规则，输出量甚少的心搏可引起脉搏短细，心率越快，脉搏短细越显著。心电图检查示窦性P波消失，出现细小而形态不一的心房颤波动，心室率绝对不齐则可明确诊断。

(二)心外因素性心悸

1.贫血

常见病因和诱因有钩虫病、溃疡病、痔、月经过多、产后出血、外伤出血等。心悸因心率代偿性增快所致，头晕、眼花、乏力、皮肤黏膜苍白，为贫血疾病的共性，贫血纠正，心悸好转。各种贫血有其特有的临床表现：可有皮肤黏膜出血，上腹部压痛，消瘦，产后出血等。血常规、血小板计数、网织红细胞计数、血细胞比容、外周血及骨髓涂片、粪检寄生虫卵等可资鉴别。

2.甲状腺功能亢进症

以20～40岁女性多见。甲状腺激素分泌过多，兴奋和刺激心脏，心悸因代谢亢进心率增快引起，稍活动，心悸明显加剧，伴手震颤、怕热、多汗、失眠、易激动、食欲亢进、消瘦；甲状腺弥漫性肿大；有细震颤和血管杂音；眼球突出，持续性心动过速。实验室检查甲状腺摄碘率升高，甲状腺抑制试验阴性，血总T_3、T_4升高，基础代谢率升高等。

3.休克

由于全身组织灌注不足，微循环血流减少，致使心率增快，出现心悸。典型临床症状为皮肤苍白，四肢皮肤湿冷，意识模糊，脉快而弱，血压明显下降，脉压小，尿量减少，二氧化碳结合力和血pH有不同程度的降低，收缩压下降至10.7 kPa(80 mmHg)以下，脉压<2.7 kPa(20 mmHg)，原有高血压者收缩压较原有水平下降30%以上。

4.高原病

多见于初入高原者，由于在海拔3 000 m以上，大气压和氧分压降低，引起人体缺氧，心率代偿性增快而出现心悸，伴头痛、头晕、眩晕、恶心、呕吐、失眠、疲倦、气喘、胸闷、胸痛、咳嗽、咯血色泡沫痰、呼吸困难等，严重者可出现高原性肺脑水肿。X线检查：肺动脉段隆凸，右心室肥大，心电图见右心室肥厚及肺性P波等；血液检查：红细胞增多，如红细胞数$>6.5\times10^{12}$/L，血红蛋白>18.5 g/L等。

5.发热性疾病

由病毒、细菌、支原体、立克次体、寄生虫等感染引起。心悸常与发热有明显关系，热退，则心悸缓解。根据原发病不同，有其不同临床体征，血、尿、粪常规检查及X线，超声检查等可明确诊断。药物作用所致的心悸：肾上腺素、阿托品、甲状腺素等药物使用后心率加快，出现心悸。停药后心悸逐渐消失。临床表现除原有疾病的症状外，尚有心前区不适、面色潮红、烦躁不安、心动过速等，详细询问用药史及停药后症状可资鉴别。

(三)妊娠期心动过速

由于胎儿生长需要，血流量增加，流速加快，心率加快而致心悸。多见于妊娠后期，有妊娠期的变化：如子宫增大、乳房增大、呼吸困难等症状，下肢水肿、心动过速、腹部随妊娠月龄的增加而膨大，可伴有高血压，尿妊娠试验、黄体酮试验、超声检查等鉴别不难。

(四)更年期综合征

主要与卵巢功能衰退，性激素分泌失调有关。多发生于45～55岁，激素分泌紊乱、自主神经功能异常而引起心悸。主要特征为月经紊乱，全身不适，面部皮肤阵阵发红，忽冷，忽热，出汗，情绪易激动，失眠、耳鸣、腰背酸痛，性功能减退等。血、尿中的雌激素及催乳素减少。卵泡刺激素(FSH)与黄体生成激素(LH)增高为诊断依据。

(五)心脏神经官能症

主要由于中枢神经功能失调，影响自主神经功能，造成心脏血管功能异常。患者群多为青壮年(20～40岁)女性，心悸与精神状态、失眠有明显关系，主诉较多。如呼吸困难、心前区疼痛、易激动、易疲劳、失眠、多梦、头晕、头痛、记忆力差、注意力涣散、多汗、手足冷、腹胀、尿频等。X线检查、心电图、超声心动图等检查正常。

第二节 咯 血

一、定义

咯血是指喉以下呼吸道任何部位的出血，经口排出。该症需与呕血相区别，呕血是上消化道疾病(指屈氏韧带以上的消化器官，包括食管、胃、十二指肠、空肠上段、肝、胆、胰疾病)或全身性疾病所致的急性上消化道出血，血液经胃从口腔呕出。鼻腔、口腔、咽喉等部位出血吞咽后呕出或呼吸道疾病引起的咯血，不属呕血，应当加以区别。

二、病因

咯血一般由呼吸系统和循环系统疾病引起。

(一)支气管疾病

引起咯血的支气管疾病多见于支气管扩张症、支气管肺癌、支气管内膜结核、慢性支气管炎等；少见的有支气管腺瘤、支气管结石等。

(二)肺部疾病

引起咯血的肺部疾病常见于肺结核、肺炎、肺脓肿等；其次是肺梗死、肺吸虫等。肺结核咯血原因有毛细血管通透性增高，血液渗出，空洞内小动脉瘤破裂或继发的结核性支气管扩张形成的小动静脉瘘破裂；前者咯血较少，后者可引起致命性大咯血。

(三)循环系统疾病

导致咯血主要有二尖瓣狭窄，其次为房间隔缺损、动脉导管未闭等先天性心脏病并发肺动脉高压。二尖瓣狭窄咯血原因有肺淤血致肺泡壁或支气管内膜毛细血管破裂，黏膜下层支气管静脉曲张破裂，肺水肿致血液渗漏到肺泡腔或并发出血性肺梗死。其咯血各有特点：小量咯血或痰中带血、大咯血、咯粉红色浆液泡沫样血痰或黏稠暗红色血痰。

(四)其他

血液病（如血小板减少性紫癜、白血病、再生障碍性贫血）、急性传染病（如流行性出血热、肺型钩端螺旋体病）、风湿病（如贝赫切特病、结节性多动脉炎、韦格氏肉芽肿）、肺出血肾炎综合征等均可因出凝血机制障碍与血管炎性损坏而有咯血。子宫内膜异位症则因异位子宫内膜周期性增生脱落，定期咯血。

三、临床表现

(一)年龄

青壮年咯血多见于肺结核、支气管扩张症与风心病二尖瓣狭窄，40 岁以上有长期大量吸烟史者，应高度警惕肺癌。

(二)咯血量

每天咯血量＜100 mL 者为小量，每天咯血量 100～500 mL 为中等量，每天咯血量＞500 mL（或一次 300～500 mL）为大量。大量咯血主要见于肺结核空洞、支气管扩张症和慢性肺脓肿，肺癌咯血特点是持续或间断痰中带血；慢性支气管炎咳嗽剧烈时，可偶有血性痰。

四、鉴别诊断

临床诊断时需将咯血与口腔、鼻、咽部出血或消化道出血所致呕血进行区别，鉴别要点详见表1-1。

表1-1　咯血与呕血的鉴别要点

	咯血	呕血
病因	肺结核、支气管扩张症、肺炎、肺脓肿、肺癌、二尖瓣狭窄	消化性溃疡、肝硬化、急性糜烂性胃炎、胆管出血
出血前症状	咽喉痒、胸闷、咳嗽	上腹不适、恶心、呕吐
出血方式	咯出	呕出、可喷吐而出
血色	鲜红	棕黑、暗红、有时鲜血
血中混合物	泡沫、痰	胃液、食物残渣
酸碱性	碱性	酸性
黑便	除非咽下，否则没有	有，量多则为柏油样，呕血停止后仍持续数天
出血后痰性状	痰血数天	无痰

五、治疗

咯血急诊治疗的目的：①制止出血；②预防气道阻塞；③维持患者的生命功能。

（一）一般疗法

(1)使患者镇静、休息并对症治疗。

(2)对咯血者对症治疗：①对中量咯血者，应定时测量血压、脉搏、呼吸。鼓励患者轻微咳嗽，将血液咯出，以免滞留于呼吸道内。为防止患者用力大便，加重咯血，应保持大便通畅。②对大咯血伴有休克的患者，应注意保暖。③对有高热患者，胸部或头部可置冰袋，有利降温止血。须注意患者早期窒息迹象的发现，做好抢救窒息的准备。大咯血窒息时，应立即体位引流，尽量倒出积血，或用吸引器将喉或气管内的积血吸出。

（二）大咯血的紧急处理

(1)保证气道开放。

(2)安排实验室检查项目：包括全血计数、分类及血小板计数，血细胞容积测定，动脉血气分析，凝血酶原时间和不完全促凝血激酶时间测定，胸部X线片检查。

(3)配血:在适当时间用新鲜冰冻血浆纠正基础凝血病。

(4)适当应用止咳、镇静剂:如用硫酸可待因,每次 30 mg,肌内注射,每 3~6 小时1 次,以减少咳嗽。用安定以减少焦虑,每次 10 mg,肌内注射。

(5)应用静脉注射药物:慢性阻塞性肺疾病者用支气管扩张剂;如有指征,用抗生素。

(三)止血药的应用

(1)垂体后叶素是大咯血的常用药。

(2)普鲁卡因用于大量咯血不能使用垂体后叶素者。

(3)卡巴克洛。

(4)维生素 K。

(四)紧急外科手术治疗

如遇咯血患者病情危急,应及时安排外科手术治疗。

(五)支气管镜止血

按照咯血者具体症状,如有必要可使用支气管镜止血。

第三节 呼吸困难

正常人平静呼吸时,其呼吸过程通常是轻松且无意识的,也不易察觉。呼吸困难尚无公认的明确定义,通常是指伴随呼吸运动所出现的主观不适感,如感到氧气不足、呼吸费劲等。体格检查时可见患者用力呼吸,辅助呼吸肌参加呼吸运动,如张口抬肩,并可出现呼吸频率、深度和节律的改变。严重呼吸困难时,可出现鼻翼翕动、发绀,患者被迫采取端坐位。许多疾病可引起呼吸困难,如呼吸系统疾病、心血管疾病、神经肌肉疾病、肾脏疾病、内分泌疾病(包括妊娠)、血液系统疾病、类风湿疾病以及精神情绪改变等。正常人运动量大时也会出现呼吸困难。

一、临床类型

(一)肺源性呼吸困难

肺源性呼吸困难的两个主要原因是肺或胸壁顺应性降低引起的限制性缺陷

和气流阻力增加引起的阻塞性缺陷。限制性呼吸困难的患者（如肺纤维化或胸廓变形）在休息时可无呼吸困难，但当活动使肺通气接近其最大受限的呼吸能力时，就有明显的呼吸困难。阻塞性呼吸困难的患者（如阻塞性肺气肿或哮喘），即使在休息时，也可因努力增加通气而致呼吸困难，且呼吸费力而缓慢，尤其是在呼气时。尽管详细询问呼吸困难感觉的特性和类型有助于鉴别限制性和阻塞性呼吸困难，然而这些肺功能缺陷常是同时存在的，呼吸困难可显示出混合和过渡的特征。体格检查和肺功能测定可补充得之于病史的详细信息。体格检查有助于显示某些限制性呼吸困难的原因（如胸腔积液、气胸），肺气肿和哮喘的体征有助于确定其基础的阻塞性肺病的性质和严重程度。肺功能检查可提供限制性或气流阻塞存在的数据，可与正常值或同一患者不同时期的数据作比较。

（二）心源性呼吸困难

在心力衰竭早期，心排血量不能满足活动期间的代谢增加，因而组织和大脑酸中毒使呼吸运动大大增强，患者过度通气。各种反射因素，包括肺内牵张感受器，也可促成过度通气，患者气短，常伴有乏力、窒息感或胸骨压迫感。其特征是"劳力性呼吸困难"，即在体力运动时发生或加重，休息或安静状态时缓解或减轻。

在心力衰竭后期，肺充血水肿，僵硬的肺脏通气量降低，通气用力增加。反射因素，特别是肺泡-毛细血管间隔内毛细血管旁感受器，有助于肺通气的过度增加。心力衰竭时，循环缓慢是主要原因，呼吸中枢酸中毒和低氧起重要作用。端坐呼吸是在患者卧位时发生的呼吸不舒畅，迫使患者取坐位。其原因是卧位时回流入左心的静脉血增加，而衰竭的左心不能承受这种增加的前负荷，其次是卧位时呼吸用力增加。端坐呼吸有时发生于其他心血管疾病，如心包积液。急性左心功能不全，患者常表现为阵发性呼吸困难。其特点是多在夜间熟睡时，因呼吸困难而突然憋醒，胸部有压迫感，被迫坐起，用力呼吸。轻者短时间后症状消失，称为夜间阵发性呼吸困难。病情严重者，除端坐呼吸外，尚可有冷汗、发绀、咳嗽、咳粉红色泡沫样痰，心率加快，两肺出现哮鸣音、湿啰音，称为心源性哮喘。其是由于各种心脏病发生急性左心功能不全，导致急性肺水肿所致。

（三）中毒性呼吸困难

糖尿病酸中毒产生一种特殊的深大呼吸类型，然而，由于呼吸能力储存完好，故患者很少主诉呼吸困难。尿毒症患者由于酸中毒、心力衰竭、肺水肿和贫

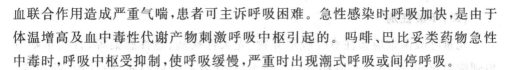

血联合作用造成严重气喘，患者可主诉呼吸困难。急性感染时呼吸加快，是由于体温增高及血中毒性代谢产物刺激呼吸中枢引起的。吗啡、巴比妥类药物急性中毒时，呼吸中枢受抑制，使呼吸缓慢，严重时出现潮式呼吸或间停呼吸。

（四）血源性呼吸困难

由于红细胞携氧量减少，血含氧量减低，引起呼吸加快，常伴有心率加快。发生于大出血时的急性呼吸困难是一个需要立即输血的严重指征。呼吸困难也可发生于慢性贫血，除非极度贫血，否则呼吸困难仅发生于活动期间。

（五）中枢性呼吸困难

颅脑疾病或损伤时，呼吸中枢受到压迫或供血减少，功能降低，可出现呼吸频率和节律的改变。如病损位于间脑及中脑上部时出现潮式呼吸；中脑下部与脑桥上部受累时出现深快均匀的中枢型呼吸；脑桥下部与延髓上部病损时出现间停呼吸；累及延髓时出现缓慢不规则的延髓型呼吸，这是中枢呼吸功能不全的晚期表现；叹气样呼吸或抽泣样呼吸常为呼吸停止的先兆。

（六）精神性呼吸困难

癔症时，其呼吸困难主要特征为呼吸浅表频速，患者常因过度通气而发生胸痛、呼吸性碱中毒。易出现手足搐搦症。

二、诊断思维

根据呼吸困难多种多样的临床表现可引导出对某些疾病的诊断思维，以下可供参考。

（一）呼吸频率

每分钟呼吸超过 24 次称为呼吸频率加快，见于呼吸系统疾病、心血管疾病、贫血、发热等。每分钟呼吸少于 10 次称为呼吸频率减慢，是呼吸中枢受抑制的表现，见于麻醉安眠药物中毒、颅内压增高、尿毒症、肝性脑病等。

（二）呼吸深度

呼吸加深见于糖尿病及尿毒症酸中毒，呼吸变浅见于肺气肿、呼吸肌麻痹及镇静剂过量。

（三）呼吸节律

潮式呼吸和间停呼吸见于中枢神经系统疾病和脑部血液循环障碍如颅内压增高、脑炎、脑膜炎、颅脑损伤、尿毒症、糖尿病昏迷、心力衰竭、高山病等。

（四）年龄性别

儿童呼吸困难应多注意呼吸道异物、先天性疾病、急性感染等，青壮年则应想到胸膜疾病、风湿性心脏病、结核，老年人应多考虑冠心病、肺气肿、肿瘤等。癔症性呼吸困难较多见于年轻女性。

（五）呼吸时限

吸气性呼吸困难多见于上呼吸道不完全阻塞如异物、喉水肿、喉癌等，也见于肺顺应性降低的疾病如肺间质纤维化、广泛炎症、肺水肿等。呼气性呼吸困难多见于下呼吸道不完全阻塞，如慢性支气管炎、支气管哮喘、肺气肿等。大量胸腔积液、大量气胸、呼吸肌麻痹、胸廓限制性疾病则呼气、吸气均感困难。

（六）起病缓急

呼吸困难缓起者包括心肺慢性疾病，如肺结核、肺尘埃沉着病、肺气肿、肺肿瘤、肺纤维化、冠心病、先心病等。呼吸困难发生较急者有肺水肿、肺不张、呼吸系统急性感染、迅速增长的大量胸腔积液等。突然发生严重呼吸困难者有呼吸道异物、张力性气胸、大块肺梗死、成人呼吸窘迫综合征等。

（七）患者姿势

端坐呼吸见于充血性心力衰竭患者，一侧大量胸腔积液患者常喜卧向患侧，重度肺气肿患者常静坐而缓缓吹气，心肌梗死患者常叩胸作痛苦貌。

（八）劳力活动

劳力性呼吸困难是左心衰竭的早期症状，肺尘埃沉着症、肺气肿、肺间质纤维化、先天性心脏病往往也以劳力性呼吸困难为早期表现。

（九）职业环境

接触各类粉尘的职业是诊断肺尘埃沉着病的基础；饲鸽者、种蘑菇者发生呼吸困难时应考虑外源性过敏性肺泡炎。

（十）伴随症状

伴咳嗽、发热者考虑支气管肺部感染，伴神经系统症状者注意脑及脑膜疾病或转移性肿瘤，伴何纳综合征者考虑肺尖瘤，伴上腔静脉综合征者考虑纵隔肿块，触及颈部皮下气肿时应立即想到纵隔气肿。

第四节　发　　绀

发绀是指血液中脱氧血红蛋白增多，使皮肤、黏膜呈青紫色的表现。广义的发绀还包括由异常血红蛋白衍生物(高铁血红蛋白、硫化血红蛋白)所致皮肤黏膜青紫现象。发绀在皮肤较薄、色素较少和毛细血管丰富的部位如口唇、鼻尖、颊部与甲床等处较为明显，易于观察。

发绀的原因有血液中还原血红蛋白增多及血液中存在异常血红蛋白衍生物两大类。

一、血液中还原血红蛋白增多

血液中还原血红蛋白增多所致引起的发绀，是发绀的主要原因。

血液中还原血红蛋白绝对含量增多。还原血红蛋白浓度可用血氧未饱和度表示，正常动脉血氧未饱和度为5%，静脉内血氧未饱和度为30%，毛细血管中血氧未饱和度约为前两者的平均数。每1 g血红蛋白约与1.34 mL氧结合。当毛细血管血液的还原血红蛋白量超过50 g/L(5 g/dL)时，皮肤黏膜即可出现发绀。

(一)中心性发绀

由于心、肺疾病导致动脉血氧饱和度(SaO_2)降低。发绀的特点是全身性的，除四肢与面颊外，亦见于黏膜(包括舌及口腔黏膜)与躯干的皮肤，但皮肤温暖。中心性发绀又可分为肺性发绀和心性混血性发绀两种。

1.肺性发绀

(1)病因：见于各种严重呼吸系统疾病，如呼吸道(喉、气管、支气管)阻塞、肺部疾病(肺炎、阻塞性肺气肿、弥漫性肺间质纤维化、肺淤血、肺水肿、急性呼吸窘迫综合征)和肺血管疾病(肺栓塞、原发性肺动脉高压、肺动静脉瘘)等。

(2)发生机制：由于呼吸衰竭，通气或换气功能障碍，肺氧合作用不足，致使体循环血管中还原血红蛋白含量增多而出现发绀。

2.心性混血性发绀

(1)病因：见于发绀型先天性心脏病，如法洛四联症、艾生曼格综合征等。

(2)发生机制：由于心与大血管之间存在异常通道，部分静脉血未通过肺进行氧合作用，即经异常通道分流混入体循环动脉血中，如分流量超过心排血量的

1/3 时，即可引起发绀。

(二)周围性发绀

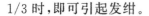

由于周围循环血流障碍所致，发绀特点是常见于肢体末梢与下垂部位，如肢端、耳垂与鼻尖，这些部位的皮肤温度低、发凉，若按摩或加温耳垂与肢端，使其温暖，发绀即可消失。此点有助于与中心性发绀相互鉴别，后者即使按摩或加温，青紫也不消失。此型发绀又可分为淤血性周围性发绀、缺血性周围性发绀和真性红细胞增多症 3 种。

1.淤血性周围性发绀

(1)病因：如右心衰竭、渗出性心包炎、心包压塞、缩窄性心包炎、局部静脉病变(血栓性静脉炎、上腔静脉综合征、下肢静脉曲张)等。

(2)发生机制：体循环淤血、周围血流缓慢，氧在组织中被过多消耗所致。

2.缺血性周围性发绀

(1)病因：常见于重症休克。

(2)发生机制：由于周围血管痉挛收缩，心排血量减少，循环血容量不足，血流缓慢，周围组织血流灌注不足、缺氧，致皮肤黏膜呈青紫、苍白。

(3)局部血液循环障碍：如血栓闭塞性脉管炎、雷诺(Raynaud)病、肢端发绀症、冷球蛋白血症、网状青斑、严重受寒等，由于肢体动脉阻塞或末梢小动脉强烈痉挛、收缩，可引起局部冰冷、苍白与发绀。

3.真性红细胞增多症

所致发绀亦属周围性，除肢端外，口唇亦可发绀。其发生机制是由于红细胞过多，血液黏稠，致血流缓慢，周围组织摄氧过多，还原血红蛋白含量增高所致。

(三)混合性发绀

中心性发绀与周围性发绀并存，可见于心力衰竭(左心衰竭、右心衰竭和全心衰竭)，因肺淤血或支气管-肺病变，致血液在肺内氧合不足以及周围血流缓慢，毛细血管内血液脱氧过多所致。

二、异常血红蛋白衍化物

血液中存在着异常血红蛋白衍化物(高铁血红蛋白、硫化血红蛋白)，较少见。

(一)药物或化学物质中毒所致的高铁血红蛋白血症

1.发生机制

由于血红蛋白分子的二价铁被三价铁所取代，致使失去与氧结合的能力，当

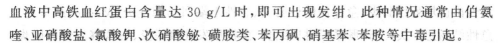

血液中高铁血红蛋白含量达 30 g/L 时，即可出现发绀。此种情况通常由伯氨喹、亚硝酸盐、氯酸钾、次硝酸铋、磺胺类、苯丙砜、硝基苯、苯胺等中毒引起。

2.临床表现

其发绀特点是急骤出现，暂时性，病情严重，经过氧疗青紫不减，抽出的静脉血呈深棕色，暴露于空气中也不能转变成鲜红色，若静脉注射亚甲蓝溶液、硫代硫酸钠或大剂量维生素 C，均可使青紫消退。分光镜检查可证明血中高铁血红蛋白的存在。由于大量进食含有亚硝酸盐的变质蔬菜而引起的中毒性高铁血红蛋白血症，也可出现发绀，称“肠源性青紫症”。

(二)先天性高铁血红蛋白血症

患者自幼即有发绀，有家族史，而无心肺疾病及引起异常血红蛋白的其他原因，身体一般健康状况较好。

(三)硫化血红蛋白血症

正常红细胞中并不含有硫化血红蛋白。凡能引起高铁血红蛋白血症的药物或化学物质也能引起硫化血红蛋白血症，但患者须同时有便秘或服用硫化物(主要为含硫的氨基酸)，在肠内形成大量硫化氢为先决条件。所服用的含氮化合物或芳香族氨基酸则起触媒作用，使硫化氢作用于血红蛋白，而生成硫化血红蛋白，当血液中含量达 5 g/L 时，即可出现发绀。

2.临床表现

发绀的特点是持续时间长，可达几个月或更长时间，因硫化血红蛋白一经形成，不论在体内或体外均不能恢复为血红蛋白，而红细胞寿命仍正常；患者血液呈蓝褐色，分光镜检查可确定硫化血红蛋白的存在。

第五节 腹 痛

一、急性腹痛

(一)病因

1.腹腔脏器疾病引起的急性腹痛

(1)炎症性：急性胃炎、急性胃肠炎、急性胆囊炎、急性胰腺炎、急性阑尾炎、急性出血坏死性肠炎、急性局限性肠炎、急性末端回肠憩室炎(Meckel 憩室炎)、急性结肠憩室炎、急性肠系膜淋巴结炎、急性原发性腹膜炎、急性继发性腹膜炎、急性盆腔炎、急性肾盂肾炎。

(2)穿孔性:胃或十二指肠急性穿孔、急性肠穿孔。

(3)梗阻(或扭转)性:胃黏膜脱垂症、急性胃扭转、急性肠梗阻、胆道蛔虫病、胆石症、急性胆囊扭转、肾与输尿管结石、大网膜扭转、急性脾扭转、卵巢囊肿扭转、妊娠子宫扭转。

(4)内出血性:肝癌破裂、脾破裂、肝破裂、腹主动脉瘤破裂、肝动脉瘤破裂、脾动脉瘤破裂、异位妊娠破裂、卵巢破裂(滤泡破裂或黄体破裂)。痛经为常见病因。

(5)缺血性:较少见,如由于心脏内血栓脱落,或动脉粥样硬化血栓形成所引起的肠系膜动脉急性闭塞、腹腔手术后或盆腔炎并发的肠系膜静脉血栓形成。

2.腹腔外疾病引起的急性腹痛

(1)胸部疾病:大叶性肺炎、急性心肌梗死、急性心包炎、急性右心衰竭、膈胸膜炎、肋间神经痛。

(2)神经源性疾病:神经根炎、带状疱疹、腹型癫痫。脊髓肿瘤、脊髓痨亦常有腹痛。

(3)中毒及代谢性疾病:铅中毒、急性铊中毒、糖尿病酮中毒、尿毒症、血紫质病、低血糖状态、原发性高脂血症、低钙血症、低钠血症。细菌(破伤风)毒素可致剧烈腹痛。

(4)变态反应及结缔组织疾病:腹型过敏性紫癜、腹型荨麻疹、腹型风湿热、结节性多动脉炎、系统性红斑狼疮。

(5)急性溶血:可由药物、感染、食物(如蚕豆)或误输异型血引起。

(二)诊断

(1)首先区别急性腹痛起源于腹腔内疾病或腹腔外疾病,腹腔外病变造成的急性腹痛属于内科范畴,常在其他部位可发现阳性体征。不能误认为外科急性腹痛而盲目进行手术。

(2)如已肯定病变在腹腔脏器,应区别属外科(包括妇科)抑或内科疾患。①外科性急腹痛一般具有下列特点:起病急骤,多无先驱症状;如腹痛为主症,常先有腹痛,后出现发热等全身性中毒症状;有腹膜激惹体征(压痛、反跳痛、腹肌抵抗)。②造成内科性急腹痛的腹部脏器病变主要是炎症,其特点:急性腹痛常是各种临床表现中的一个症状，或在整个病程的某一阶段构成主症；全身中毒症状常出现在腹痛之前；腹部有压痛，偶有轻度腹肌抵抗，但无反跳痛。

(3)进一步确定腹部病变脏器的部位与病因。①详尽的病史和细致的体检仍然是最重要、最基本的诊断手段。一般应询问最初痛在何处及发展经过，阵发性痛或是持续性痛，轻重程度如何，痛与排便有无关系，痛时有无呕吐，呕吐物性质如何，有无放射痛，痛与体位、呼吸的关系等。腹痛性质的分析，常与确定诊断有很大帮助。阵发性绞痛是空腔脏器发生梗阻或痉挛，如胆管绞痛，肾、输尿管绞痛，肠绞痛。阵发性钻顶样痛是胆道、胰管或阑尾蛔虫梗阻的特征。持续性腹痛多是腹内炎症性疾病，如急性阑尾炎、腹膜炎等。结肠与小肠急性炎症时也常发生绞痛，但常伴有腹泻。持续性疼痛伴阵发性加剧，多表明炎症同时伴有梗阻，如胆石症伴发感染。腹痛部位一般即病变部位，但也有例外，如急性阑尾炎初期疼痛在中上腹部或脐周。膈胸膜炎、急性心肌梗死等腹外病变也可能以腹痛为首发症状。中上腹痛伴右肩背部放射痛者，常为胆囊炎、胆石症。上腹痛伴腰背部放射痛者，常为胰腺炎。②体检重点在腹部，同时也必须注意全身检查，如面容表情、体位、心、肺有无过敏性皮疹及紫癜等。肛门、直肠指检应列为常规体检内容，检查时注意有无压痛、膨隆、波动及肿块等，并注意指套上有无血和黏液。一般根据病史和体检查已能作出初步诊断。③辅助检查应视病情需要与许可，有目的地选用。检验：炎症性疾病白细胞计数常增加。急性胰腺炎患者血与尿淀粉酶增高。排除糖尿病酮中毒须查尿糖和尿酮体。X线检查：胸片可以明确或排除肺部和胸膜病变。腹部平片可观察有无气液面和游离气体，有助于肠梗阻和消化道穿孔的诊断。右上腹出现结石阴影提示胆结石或肾结石。下腹部出现结石阴影可能是输尿管结石。腹主动脉瘤的周围可有钙化壳。CT、MRI检查：较X线检查有更高的分辨力，所显示的影像更为清晰。超声波检查：有助于提示腹腔内积液，并可鉴别肿块为实质性或含有液体的囊性。腹腔穿刺和腹腔灌洗：在疑有腹膜炎及血腹时，可做腹腔穿刺。必要时可通过穿刺将透析用导管插入腹腔，用生理盐水灌洗，抽出液体检查可提高阳性率。穿刺液如为血性，说明腹内脏器有破裂出血。化脓性腹膜炎为混浊黄色脓液，含大量中性多核白细胞，有时可镜检和/或培养得细菌。急性胰腺炎为血清样或血性液体，淀粉酶含量早期升高，超过血清淀粉酶。胆囊穿孔时，可抽得感染性胆汁。急性腹痛的病因较复杂，病情大多危重，且时有变化，诊断时必须掌握全面的临床资料，细致分析。少数难以及时确定诊断的病例，应严密观察，同时采取相应的治疗措施，但忌用镇痛剂，以免掩盖病情，贻误正确的诊断与治疗。

二、慢性腹痛

(一)病因

慢性腹痛是指起病缓慢、病程较长或急性发作后时发时愈者,其病因常与急性腹痛相仿。

1.慢性上腹痛

(1)食管疾病:如反流性食管炎、食管裂孔疝、食管炎、食管溃疡、食管贲门失弛缓症、贲门部癌等。

(2)胃十二指肠疾病:如胃或十二指肠溃疡、慢性胃炎、胃癌、胃黏膜脱垂、胃下垂、胃神经官能症、非溃疡性消化不良、十二指肠炎、十二指肠壅滞症、十二指肠憩室炎等。

(3)肝、胆疾病:如慢性病毒性肝炎、肝脓肿、肝癌、肝片形吸虫病、血吸虫病、华支睾吸虫病、慢性胆囊炎、胆囊结石、胆囊息肉、胆囊切除后综合征、胆道运动功能障碍、原发性胆囊癌、胆系贾第虫病等。

(4)其他:如慢性胰腺炎、胰腺癌、胰腺结核、肝(脾)曲综合征、脾周围炎、结肠癌等。

2.慢性中下腹痛

(1)肠道寄生虫病:如蛔虫、姜片虫、鞭虫、绦虫等以及其他较少见的肠道寄生虫病。

(2)回盲部疾病:如慢性阑尾炎、局限性回肠炎、肠阿米巴病、肠结核、盲肠癌等。

(3)小肠疾病:如肠结核、局限性肠炎、空肠回肠憩室炎、原发性小肠肿瘤等。

(4)结肠、直肠疾病:如慢性结肠炎、结肠癌、直肠癌、结肠憩室炎等。

(5)其他:如慢性盆腔炎、慢性前列腺炎、肾下垂、游离肾、肾盂肾炎、泌尿系统结石、前列腺炎、精囊炎、肠系膜淋巴结结核等。

3.慢性广泛性或不定位性腹痛

如结核性腹膜炎、腹腔内或腹膜后肿瘤、腹型肺吸虫病、血吸虫病、腹膜粘连、血紫质病、腹型过敏性紫癜、神经官能性腹痛等。

(二)诊断

应注意询问过去病史,并根据腹痛部位和特点,结合伴随症状、体征,以及有关的检验结果,综合分析,作出判断。

1.过去史

注意有无急性阑尾炎、急性胰腺炎、急性胆囊炎等急性腹痛病史，以及腹部手术史等。

2.腹痛的部位

常是病变脏器的所在位置，有助于及早明确诊断。

3.腹痛的性质

如消化性溃疡多为节律性上腹痛，呈周期性发作；肠道寄生虫病呈发作性隐痛或绞痛，可自行缓解；慢性结肠病变多为阵发性痉挛性胀痛，大便后常缓解；癌肿的疼痛常呈进行性加重。

4.腹痛与伴随症状、体征的关系

如伴有发热者，提示有炎症、脓肿或恶性肿瘤；伴有吞咽困难、反食者，多见于食管疾病；伴有呕吐者，见于胃十二指肠梗阻性病变；伴有腹泻者，多见于慢性肠道疾病或胰腺疾病；伴有腹块者，应注意是肿大的脏器或炎性包块或肿瘤。

5.辅助检查

如胃液分析对胃癌和消化性溃疡的鉴别诊断有一定价值；十二指肠引流检查、胆囊及胆道造影可了解胆囊结石及胆道病变；疑有食管、胃、小肠疾病可做X线钡餐检查，结肠病变则须钡剂灌肠检查，消化道X线气钡双重造影可提高诊断率；各种内镜检查除可直接观察消化道内腔、腹腔和盆腔病变外，并可采取活组织检查；超声波检查可显示肝、脾、胆囊、胰等脏器及腹块的大小和轮廓等；CT、MRI具有较高的分辨率，并可自不同角度和不同方向对病变部位进行扫描，获得清晰影像，对鉴别诊断有很大帮助。

第二章 呼吸内科

第一节 流行性感冒

流行性感冒(简称流感)是由流行性感冒病毒引起的急性呼吸道传染病,是人类面临的主要公共健康问题之一。

一、病原学与致病性

流感病毒呈多形性,其中球形直径为80～120 nm,有囊膜。流感病毒属正黏病毒科,流感病毒属,基因组为分节段、单股、负链RNA。根据病毒颗粒核蛋白(NP)和基质蛋白(M_1)抗原及其基因特性的不同,流感病毒分为甲、乙、丙3型。

甲型流感病毒基因组由8个节段的单链RNA组成,负责编码病毒所有结构蛋白和非结构蛋白。甲型流感病毒囊膜上有3种突起:H、N和M_2蛋白,血凝素(H)和神经氨酸酶(N)为2种穿膜糖蛋白,它们凸出于脂质包膜表面,分别与病毒吸附于敏感细胞和从受染细胞释放有关。第3种穿膜蛋白是M_2蛋白,这是一种离子通道蛋白,为病毒进入细胞后脱衣壳所必需。根据其表面H和N抗原的不同,甲型流感病毒又分成许多亚型。甲型流感病毒的血凝素共有16个亚型($H_{1\sim16}$)。神经氨酸酶则有9个亚型($N_{1\sim9}$)。所有16个亚型的血凝素和9个亚型的神经氨酸酶都在禽类中检测出,但只有H_1、H_2、H_3、H_5、H_7、H_9、N_1、N_2、N_3、N_7,可能还有N_8亚型引起人类流感流行。

流感病毒表面抗原特别是H抗原具有高度易变性,以此逃脱机体免疫系统对它的记忆、识别和清除。流感病毒抗原性变异形式有两种:抗原性飘移和抗原性转变。抗原性飘移主要是由于编码H或N蛋白基因点突变导致H或N蛋白分子上抗原位点氨基酸的替换,并由于人群选择压力使得小变异逐步积累。抗原性转变只发生于甲型流感病毒，当2种不同的甲型流感病毒同时感染同一宿主细胞时，其基因组的各节段可能会重新分配或组合，导致新的血凝素和/或神经氨酸酶的出现，或者是H、N之间新的组合，从而产生一种新的甲型流感的亚型。

流感病毒在进入宿主细胞之后，其血凝素蛋白需先经宿主细胞的蛋白酶消化，成为2个由二硫键相连的多肽，这一过程病毒的致病性密切相关。在人类呼吸道和禽类胃肠道中有一种胰酶样的蛋白酶能够酶切流感病毒的血凝素，因此流感病毒往往引起人类呼吸道感染和禽类胃肠道感染。宿主细胞表面对病毒血凝素的受体在人和禽类之间是不同的，因此通常多数禽流感病毒不感染人类，但是已经有越来越多的证据表明，某些禽流感病毒可突破种属界限而感染人类。当两种分别来源于人和禽的流感同时感染同一例患者时，或另一种可能的中间宿主猪（因为猪对禽流感和人流感都敏感，而且与禽类和人都可能有密切接触），2种病毒就有可能在复制自身的过程中发生基因成分的交换，产生新的“杂交”病毒。由于人类对其缺乏免疫力，因此患者往往病情严重，死亡率极高。

二、流行病学

流感传染源主要为流感患者和无症状的隐性感染者。人禽流感主要是患禽流感或携带禽流感病毒的鸡、鸭、鹅等家禽及其排泄物，特别是鸡传播。流感病毒主要是通过空气飞沫和直接接触传播。人禽流感是否还可通过消化道或伤口传播，至今尚缺乏证据。人对流感病毒普遍易感，新生儿对流感及其病毒的敏感性与成年人相同。青少年发病率高，儿童病情较重。流感流行具有一定的季节性。我国北方常发生于冬季，而南方多发生在冬夏两季，然而流感大流行可发生在任何季节。

根据发生特点不同，流感发生可分为散发、暴发、流行和大流行。散发一般在非流行期间，病例在人群中呈散在零星分布，各病例在发病时间及地点上没有明显的联系。暴发是指一个集体或小地区在相当短时间内突然发生很多流感病例。流行是指在较大地区内流感发病率明显超出当地同期发病率水平，流感流行时发病率一般为5%～20%。大流行的发生是由于新亚型毒株出现，人群普遍缺乏免疫力，疾病传播迅速，流行范围超出国界和洲界，发病率可超过50%。世界性流感大流行间隔10年左右，常有2～3个波，通常第一波持续时间短，发病率高，第二波持续时间长，发病率低，有时还有第三波，第一波主要发生在城市和交通便利的地方，第二波主要发生在农村及交通闭塞地区。

三、临床表现

流感的潜伏期一般为1～3天。起病多急骤，症状变化较多，主要以全身中毒症状为主，呼吸道症状轻微或不明显。季节性流感多发于青少年，临床表现和轻重程度差异颇大，病死率通常不高，一般恢复快，不留后遗症，死者多为年迈体衰、年幼体弱或合并有慢性疾病的患者。在亚洲国家发生的人感染 H_5N_1 禽流感病毒有别于常见的季节性流感。感染后的临床症状往往比较严重，死亡率高达50%，并且常常累及多种器官。流感根据临床表现可分为单纯型、肺炎型、中毒型、胃肠型。

(一)单纯型

最为常见，先有畏寒或寒战，发热，继之全身不适，腰背发酸、四肢疼痛，头昏、头痛。大部分患者有轻重不同的打喷嚏、鼻塞、流涕、咽痛、干咳或伴有少量黏液痰，有时有胸骨后烧灼感、紧压感或疼痛。发热可高达40 ℃，一般持续2～3天渐降。部分患者可出现食欲缺乏、恶心、便秘等消化道症状。年老体弱的患者，症状消失后体力恢复慢，常感软弱无力、多汗，咳嗽可持续1～2周或更长。体格检查：患者可呈重病容，衰弱无力，面部潮红，皮肤上偶有类似麻疹、猩红热、荨麻疹样皮疹，软腭上有时有点状红斑，鼻咽部充血水肿。本型中较轻者病情似一般感冒，全身和呼吸道症状均不显著，病程仅1～2天，单从临床表现来看难以确诊。

(二)肺炎型

本型常发生在2岁以下的小儿，或原有慢性基础疾病，如二尖瓣狭窄、肺源性心脏病、免疫力低下以及孕妇、年老体弱者。其特点是在发病后24小时内可出现高热、烦躁、呼吸困难、咳血痰和明显发绀。全肺可有呼吸音减低、湿啰音或哮鸣音，但无肺实变体征。胸部X线可见双肺广泛小结节性浸润，近肺门较多，肺周围较少。上述症状可进行性加重，抗生素无效。病程1周至个2月，大部分患者可逐渐恢复，也可因呼吸循环衰竭在5～10天死亡。

(三)中毒型

较少见。肺部体征不明显，具有全身血管系统和神经系统损害，有时可有脑炎或脑膜炎表现。临床表现为高热不退，神志昏迷，成人常有谵妄，儿童可发生抽搐。少数患者由于血管神经系统紊乱或肾上腺出血，导致血压下降或休克。

(四)胃肠型

主要表现为恶心、呕吐和严重腹泻，病程2～3天，恢复迅速。

四、诊断

流感的诊断主要依据流行病学资料，并结合典型临床表现确定，但在流行初期，散发或轻型的病例诊断比较困难，确诊往往需要实验室检查。流感常用辅助检查。

(一)一般辅助检查

1.外周血常规

白细胞计数不高或偏低，淋巴细胞相对增加，重症患者多有白细胞计数及淋巴细胞下降。

2.胸部影像学检查

单纯型患者胸部X线检查可正常，但重症尤其肺炎型患者胸部X线检查可显示单侧或双侧肺炎，少数可伴有胸腔积液等。

(二)流感病毒病原学检测及分型

流感病毒病原学检测及分型对确诊流感及与其他疾病如严重急性呼吸综合征(SARS)等鉴别十分重要，常用病毒学检测方法主要有以下几种。

1.病毒培养分离

病毒培养分离是诊断流感最常用和最可靠的方法之一。目前分离流感病毒主要应用马达犬肾细胞(Madin-Darby canine kidney，MDCK)为宿主系统。培养过程中观察细胞病变反应，并可应用血清学实验来进行鉴定和分型。传统的培养方法对于流感病毒的检测因需要时间较长(一般需要4～5天)，不利于早期诊断和治疗。近年来新出现了一种快速流感病毒实验室培养技术——离心培养技术(shell vial culure，SVC)，在流感病毒的快速培养分离上发挥了很大作用。离心培养法是在标本接种后进行长时间的低速离心，使标本中含病毒的颗粒在外力作用下被挤压吸附于培养细胞上，从而大大缩短了培养时间。

2.血清学诊断

血清学诊断主要是检测患者血清中的抗体水平，即用已知的流感病毒抗原来检测血清中的抗体，此法简便易行、结果可信。血清标本应包括急性期和恢复期双份血清。急性期血样应在发病后7天内采集，恢复期血样应在发病后2～4周采集。双份血清进行抗体测定，恢复期抗体滴度较急性期有4倍或以上升高，有助于确诊和回顾性诊断，单份血清一般不能用作诊断。

3.病毒抗原检测

对于病毒抗原的检测方法主要有直接荧光抗体检测(direct fluorescent antibody test，DFA）和快速酶（光）免法。DFA用抗流感病毒的单克隆抗体直接检测临床标本中的病毒抗原，应用亚型特异性的单抗能够快速和直接地检测标本中的病毒抗原，并且可以进一步进行病毒的分型，不仅可用于诊断，还可以用于流行病学的调查。目前快速酶免、光免法主要有Directigen FluA、Directigen Flu A plus B、Binax Now Flu A and B、Biostar FLU OIA、Quidel Quick vue和Zstat Flu test等。值得注意的是，上述几种检测方法对于乙型流感病毒的检测效果不如甲型。

4.病毒核酸检测

以聚合酶链反应（polymerase chainreaction，PCR）技术为基础发展出了各种各样的病毒核酸检测方法，在流感病毒鉴定和分型方面发挥着越来越大的作用，不仅可以快速诊断流感，并且可以根据所分离病毒核酸序列的不同对病毒进行准确分型。常用的方法有核酸杂交、逆转录-聚合酶链反应、多重逆转录-聚合酶链反应、酶联免疫PCR、实时定量PCR、依赖性核酸序列扩增、荧光PCR等方法。

以上述各种检测方法为基础，很多生物制品公司开发出多种试剂盒供临床快速检测应用。近年来，应用基因芯片对流感病毒进行检测和分型是研究的一大热点，基因芯片灵敏度极高，并且可以同时检测多种病毒，尤其适用于流感多亚型、易变异的特点。目前多种基因芯片技术已应用到流感病毒的检测和分型中。

五、鉴别诊断

主要与除流感病毒的多种病毒、细菌等病原体引起的流感样疾病（influenza like illness，ILI）相鉴别。确诊需依据实验室检查，如病原体分离、血清学检查和核酸检测。

（一）普通感冒

普通感冒可由多种呼吸道病毒感染引起。除注意收集流行病学资料以外，通常流感全身症状比普通感冒重，而普通感冒呼吸道局部症状更明显。

（二）严重急性呼吸综合征（SARS）

SARS是由SARS冠状病毒引起的一种具有明显传染性，可累及多个脏器、系统的特殊肺炎，临床上以发热、乏力、头痛、肌肉关节疼痛等全身症状和干咳、胸闷、呼吸困难等呼吸道症状为主要表现。临床表现类似肺炎型流感。根据流行病学史，临床症状和体征，一般实验室检查，胸部X线影像学变化，配合SARS病原学检测阳性，排除其他疾病，可作出SARS的诊断。

（三）肺炎支原体感染

发热、头痛、肌肉疼痛等全身症状较流感轻，呛咳症状较明显，或伴少量黏痰。胸部X线检查可见两肺纹理增深，并发肺炎时可见肺部斑片状阴影等间质肺炎表现。痰及咽拭子标本分离肺炎支原体可确诊。血清学检查对诊断有一定帮助，核酸探针或PCR有助于早期快速诊断。

（四）衣原体感染

发热、头痛、肌肉疼痛等全身症状较流感轻，可引起鼻旁窦炎、咽喉炎、中耳炎、气管-支气管炎和肺炎。实验室检查可帮助鉴别诊断，包括病原体分离、血清学检查和PCR检测。

（五）嗜肺军团菌感染

夏秋季发病较多，并常与空调系统及水源污染有关。起病较急，畏寒、发热、头痛等，全身症状较明显，呼吸道症状表现为咳嗽、黏痰、痰血、胸闷、气促，少数可发展为ARDS；呼吸道以外的症状也常见，如腹泻、精神症状以及心功能和肾功能障碍，胸部X线检查示炎症浸润影。呼吸道分泌物、痰、血培养阳性可确定诊断，但检出率低。对呼吸道分泌物用直接荧光抗体法（DFA）检测抗原或用PCR检查核酸，对早期诊断有帮助。血清、尿间接免疫荧光抗体测定也具有诊断意义。

六、治疗

隔离患者，流行期间对公共场所加强通风和空气消毒，避免传染他人。

合理应用对症治疗药物，可对症应用解热药、缓解鼻黏膜充血药物、止咳祛痰药物等。

尽早应用抗流感病毒药物治疗：抗流感病毒药物治疗只有早期（起病1～2天）使用才能取得最佳疗效。抗流感病毒化学治疗药物现有离子通道M_2阻滞剂（表2-1）和神经氨酸酶抑制剂两类，前者包括金刚烷胺和金刚乙胺；后者包括奥司他韦和扎那米韦。

表2-1 金刚烷胺和金刚乙胺用法和剂量

药名	年龄（岁）			
	1～9	10～12	13～16	≥65
金刚烷胺	5 mg/(kg·d)（最高150 mg/d）分2次	100 mg每天2次	100 mg每天2次	≤100 mg/d
金刚乙胺	不推荐使用	不推荐使用	100 mg每天2次	100 mg或200 mg/d

(一)离子通道 M_2 阻滞剂

金刚烷胺和金刚乙胺。对甲型流感病毒有活性,抑制其在细胞内的复制。在发病 24～48 小时使用,可减轻发热和全身症状,减少病毒排出,防止病毒扩散。金刚烷胺在肌酐清除率≤50 mL/min 时酌情减少用量,并密切观察其不良反应,必要时停药。血透对金刚烷胺清除的影响不大。肌酐清除率＜10 mL/min 时金刚乙胺应减为 100 mg/d;对老年和肾功能减退患者应监测不良反应。不良反应主要有:中枢神经系统有神经质、焦虑、注意力不集中和轻微头痛等,其发生率金刚烷胺高于金刚乙胺;胃肠道反应主要表现为恶心和呕吐。这些不良反应一般较轻,停药后大多可迅速消失。

(二)神经氨酸酶抑制剂

神经氨酸酶抑制剂对甲、乙两型流感病毒都是有效的,目前有 2 个品种,即奥司他韦和扎那米韦,我国临床目前只有奥司他韦。

1.用法和剂量

奥司他韦为成人 75 mg,每天 2 次,连服 5 天,应在症状出现 2 天内开始用药。儿童用法见表 2-2,1 岁以内不推荐使用。扎那米韦为 6 岁以上儿童及成人剂量均为每次吸入 10 mg,每天2 次,连用 5 天,应在症状出现 2 天内开始用药。6 岁以下儿童不推荐使用。

表 2-2　儿童奥司他韦用量

药名	体重(kg)			
	≤15	16～23	24～40	>40
奥司他韦(mg)	30	45	60	75

2.不良反应

奥司他韦不良反应少,一般为恶心、呕吐等消化道症状,也有腹痛、头痛、头晕、失眠、咳嗽、乏力等不良反应的报道。扎那米韦吸入后最常见的不良反应有头痛、恶心、咽部不适、眩晕、鼻出血等。个别哮喘和慢性阻塞性肺疾病(COPD)患者使用后可出现支气管痉挛和肺功能恶化。

3.其他

肾功能不全的患者无须调整扎那米韦的吸入剂量。对肌酐清除率＜30 mL/min的患者,奥司他韦减量至 75 mg,每天 1 次。

需要注意的是,因神经氨酸酶抑制剂对甲、乙两型流感病毒均有效且耐药发生率低,不会引起支气管痉挛,而 M_2 阻滞剂都只对甲型流感病毒有效且在美国耐药率较高，因此美国目前推荐使用抗流感病毒药物仅有奥司他韦和扎那米韦，只有有证据表明流行的流感病毒对金刚烷胺或金刚乙胺敏感才用于治疗和预防流感。对于那些非卧床的流感患者，早期吸入扎那米韦或口服奥司他韦能够降低发生下呼吸道并发症的可能性。另外自 2004 年以来，绝大多数 H_5N_1 病毒株对神经氨酸酶抑制剂敏感，而对金刚烷胺类耐药，因此确诊为 H_5N_1 禽流感病毒感染的患者或疑似患者推荐用奥司他韦治疗。

(三)并发症治疗

肺炎型流感常见并且最重要的并发症为细菌的二重感染，尤其是细菌性肺炎。肺炎型流感尤其重症患者往往有严重呼吸窘迫、缺氧，严重者可发生急性呼吸窘迫综合征(ARDS)，应给予患者氧疗，必要时行无创或有创机械通气治疗。对于中毒型或胃肠型流感患者，应注意纠正患者水电解质平衡，维持血流动力学稳定。

七、预防

(1)隔离患者，流行期间对公共场所加强通风和空气消毒，切断传染链，终止流感流行。流行期间减少大型集会及集体活动，接触者应戴口罩。

(2)接种流感病毒疫苗是当今预防流感疾病发生、流行的最有效手段。当疫苗和流行病毒抗原匹配良好时，流感疫苗在年龄<65 岁的健康人群中可预防 70%～90%的疾病发生。由于免疫系统对接种疫苗需要 6～8 周才起反应，所以疫苗必须在流感季节到来之前接种，最佳时间为10 月中旬至 11 月中旬。由于流感病毒抗原性变异较快，所以人类无法获得持久的免疫力，进行流感疫苗接种后人体可产生免疫力，但对新的变异病毒株无保护作用。因此，在每年流感疫苗生产之前，都要根据当时所流行病毒的抗原变化来调整疫苗的成分，以求最大的保护效果。

流感疫苗通常包括减毒活疫苗和灭活疫苗两种类型。至今对于病毒快速有效的减毒方法和准确的减毒标准仍存在许多不确定因素，因此减毒疫苗仍不能广泛应用。现在世界范围内广泛使用的流感病毒疫苗以纯化、多价的灭活疫苗为主。

美国疾病预防控制中心制订的流感疫苗和抗病毒剂使用指南推荐，每年接受一次流感疫苗接种的人员包括学龄儿童；6 个月至 4 岁的儿童；50 岁以上的老年人；6 个月至 18 岁的高危 Reye 综合征(因长期使用阿司匹林治疗)患者；将在流感季节怀孕的妇女；慢性肺炎(包括哮喘)患者；心脏血管(高血压除外)疾病患

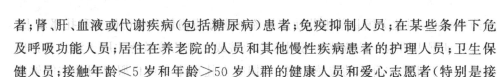

者；肾、肝、血液或代谢疾病（包括糖尿病）患者；免疫抑制人员；在某些条件下危及呼吸功能人员；居住在养老院的人员和其他慢性疾病患者的护理人员；卫生保健人员；接触年龄＜5岁和年龄＞50岁人群的健康人员和爱心志愿者（特别是接触小于6个月婴儿的人员）；感染流感可引发严重并发症的人员。

流感疫苗接种的不良反应主要为注射部位疼痛，偶见发热和全身不适，大多可自行恢复。

(3)应用抗流感病毒药物。明确或怀疑某部门流感暴发时，对所有非流感者和未进行疫苗接种的医务人员可给予金刚烷胺、金刚乙胺或奥司他韦进行预防性治疗，时间持续2周或流感暴发结束后1周。

第二节　支气管扩张症

支气管扩张症是支气管慢性异常扩张的疾病，直径＞2 mm 中等大小近端支气管及其周围组织慢性炎症及支气管阻塞，引起支气管组织结构较严重的病理性破坏所致。儿童及青少年多见，常继发于麻疹、百日咳后的支气管炎，迁延不愈的支气管肺炎等。主要症状为慢性咳嗽、咳大量脓痰和/或反复咯血。

一、病因和发病机制

(一)支气管-肺组织感染

婴幼儿时期支气管肺组织感染是支气管扩张症最常见的病因。由于婴幼儿支气管较细，且支气管壁发育尚未完善，管壁薄弱，易于阻塞和遭受破坏。反复感染破坏支气管壁各层组织，尤其是肌层组织及弹性组织的破坏，减弱了对管壁的支撑作用。支气管炎使支气管黏膜充血、水肿、分泌物堵塞引流不畅，从而加重感染。左下叶支气管细长且位置低，受心脏影响，感染后引流不畅，故发病率高。左舌叶支气管开口与左下叶背段支气管开口相邻，易被左下叶背段感染累及，因此两叶支气管同时扩张也常见。

支气管内膜结核引起管腔狭窄、阻塞、引流不畅，导致支气管扩张。肺结核纤维组织增生、牵拉收缩，也导致支气管变形扩张，因肺结核多发于上叶，引流好，痰量不多或无痰，所以称为干性支气管扩张。其他如吸入腐蚀性气体、支气管曲霉菌感染、胸膜粘连等可损伤或牵拉支气管壁，反复继发感染，引起支气管扩张。

(二)支气管阻塞

肿瘤、支气管异物和感染均引起支气管腔内阻塞,支气管周围肿大淋巴结或肿瘤的外压可致支气管阻塞。支气管阻塞导致肺不张,失去肺泡弹性组织缓冲,胸腔负压直接牵拉支气管壁引起支气管扩张。右肺中叶支气管细长,有三组淋巴结围绕,因非特异性或结核性淋巴结炎而肿大,从而压迫支气管,引起右肺中叶肺不张和反复感染,又称"中叶综合征"。

(三)支气管先天性发育障碍和遗传因素

支气管先天发育障碍,如巨大气管-支气管症,可能是先天性结缔组织异常、管壁薄弱所致的扩张。因软骨发育不全或弹性纤维不足,导致局部管壁薄弱或弹性较差所致支气管扩张,常伴有鼻旁窦炎及内脏转位(右位心),称为Kartagener综合征。与遗传因素有关的肺囊性纤维化,由于支气管黏液腺分泌大量黏稠黏液,分泌物潴留在支气管内引起阻塞、肺不张和反复继发感染,可发生支气管扩张。遗传性α_1-抗胰蛋白酶缺乏症也伴有支气管扩张。

(四)全身性疾病

近年来发现类风湿关节炎、克罗恩病、溃疡性结肠炎、系统性红斑狼疮、支气管哮喘和泛细支气管炎等疾病可同时伴有支气管扩张。一些不明原因的支气管扩张,其体液和细胞免疫功能有不同程度的异常,提示支气管扩张可能与机体免疫功能失调有关。

二、病理

发生支气管扩张症的主要原因是炎症。支气管壁弹力组织、肌层及软骨均遭到破坏,由纤维组织取代,使管腔逐渐扩张。支气管扩张的形状可为柱状或囊状,也常混合存在呈囊柱状。典型的病理改变为支气管壁全层均有破坏,黏膜表面常有溃疡及急、慢性炎症,纤毛柱状上皮细胞鳞状化生、萎缩,杯状细胞和黏液腺增生,管腔变形、扭曲、扩张,腔内含有多量分泌物。常伴毛细血管扩张,或支气管动脉和肺动脉的终末支扩张与吻合,进而形成血管瘤,破裂可出现反复大量咯血。支气管扩张发生反复感染,病变范围扩大蔓延,逐渐发展影响肺通气功能及肺弥散功能,导致肺动脉高压,引起肺心病、右心衰竭。

三、临床表现

本病多起病于小儿或青年时期,呈慢性经过,多数患者在童年期有麻疹、百日咳或支气管肺炎迁延不愈的病史。早期常无症状,随病情发展可出现典型临床症状。

(一)症状

1.慢性咳嗽、大量脓痰

与体位改变有关,每天痰量可达400 mL,支气管扩张分泌物积聚,体位变换时分泌物刺激支气管黏膜,引起咳嗽和排痰。痰液静置后分3层:上层为泡沫,中层为黏液或脓性黏液,底层为坏死组织沉淀物。合并厌氧菌混合感染时,则痰有臭味,常见病原体为铜绿假单胞菌、金黄色葡萄球菌、流感嗜血杆菌、肺炎链球菌和卡他莫拉菌。

2.反复咯血

50%~70%的患者有不同程度的咯血史,从痰中带血至大量咯血,咯血量与病情严重程度、病变范围不一定成比例。部分患者以反复咯血为唯一症状,平时无咳嗽、咳脓痰等症状,称为干性支气管扩张,病变多位于引流良好的上叶支气管。

3.反复肺部感染

特点为同一肺段反复发生肺炎并迁延不愈,此由于扩张的支气管清除分泌物的功能丧失,引流差,易于反复发生感染。

4.慢性感染中毒症状

反复感染可引起发热、乏力、头痛、食欲减退等,病程较长者可有消瘦、贫血,儿童可影响生长发育。

(二)体征

早期或干性支气管扩张可无异常肺部体征。典型者在下胸部、背部可闻及固定、持久的局限性粗湿啰音,有时可闻及哮鸣音。部分慢性患者伴有杵状指(趾),病程长者可有贫血和营养不良,出现肺炎、肺脓肿、肺气肿、肺心病等并发症时可有相应体征。

四、实验室检查及辅助检查

(一)实验室检查

白细胞计数与分类一般正常,急性感染时白细胞计数及中性粒细胞比例可增高,贫血患者血红蛋白含量下降,血沉可增快。

(二)X线检查

早期轻症患者胸部平片可无特殊发现,典型X线表现为一侧或双侧下肺纹理增粗紊乱,其中有多个不规则的透亮阴影,或沿支气管分布的蜂窝状、卷发状阴影，急性感染时阴影内可出现小液平面。柱状支气管扩张的X线表现是"轨道征"，系增厚的支气管壁影。胸部CT显示支气管管壁增厚的柱状扩张，并延伸至肺周边，或成串、成簇的囊状改变，可含气液平面。支气管造影可确诊此病，并明确支气管扩张的部位、形态、范围和病变严重程度，为手术治疗提供资料。高分辨CT较常规CT具有更高的空间和密度分辨力，能够显示以次级肺小叶为基本单位的肺内细微结构，已基本取代支气管造影(图 2-1)。

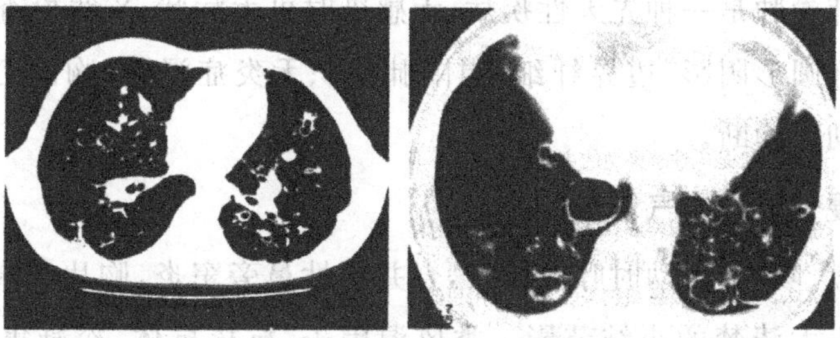

图 2-1 胸部CT

(三)支气管镜检

可发现出血、扩张或阻塞部位及原因，可进行局部灌洗、清除阻塞，局部止血，取灌洗液行细菌学、细胞学检查，有助于诊断、鉴别诊断与治疗。

五、诊断

根据慢性咳嗽、咳大量脓痰、反复咯血和肺同一肺段反复感染等病史，查体于下胸部及背部可闻及固定而持久的粗湿啰音、结合童年期有诱发支气管扩张的呼吸道感染病史，X线显示局部肺纹理增粗、紊乱或呈蜂窝状、卷发状阴影，可做出初步临床诊断，支气管造影或高分辨CT可明确诊断。

六、鉴别诊断

(一)慢性支气管炎

多发生于中老年吸烟者，于气候多变的冬春季节咳嗽、咳痰明显，多为白色黏液痰，感染急性发作时出现脓性痰，反复咯血症状不多见，两肺底散在的干湿啰音，咳嗽后可消失。胸片肺纹理紊乱，或有肺气肿改变。

(二)肺脓肿

起病急，全身中毒症状重，有高热、咳嗽、大量脓臭痰，X线检查可见局部浓密炎症阴影，其中有空洞伴气液平面，有效抗生素治疗炎症可完全吸收。慢性肺脓肿则以往有急性肺脓肿的病史。支气管扩张和肺脓肿可以并存。

(三)肺结核

常有低热、盗汗、乏力等结核中毒症状,干、湿性啰音多位于上肺部,胸部X线片和痰结核菌检查可做出诊断。结核可合并支气管扩张,部位多见于双肺上叶及下叶背段支气管。

(四)先天性肺囊肿

先天性肺囊肿是一种先天性疾病,无感染时可无症状,X线检查可见多个薄壁的圆形或椭圆形阴影,边界纤细,周围肺组织无炎症浸润,胸部CT检查和支气管造影有助于诊断。

(五)弥漫性泛细支气管炎

慢性咳嗽、咳痰,活动时呼吸困难,合并慢性鼻旁窦炎,胸片与胸CT有弥漫分布的边界不太清楚的小结节影。类风湿因子、抗核抗体、冷凝集试验可呈阳性,需病理学确诊。大环内酯类的抗生素治疗2个月以上有效。

七、治疗

支气管扩张症的治疗原则是防治呼吸道反复感染,保持呼吸道引流通畅,必要时手术治疗。

(一)控制感染

控制感染是急性感染期的主要治疗措施。应根据病情参考细菌培养及药物敏感试验结果选用抗菌药物。轻者可选用氨苄西林或阿莫西林0.5 g,每天4次,或用第一、二代头孢菌素;也可用氟喹诺酮类或磺胺类药物。重症患者需静脉联合用药;如第三代头孢菌素加氨基糖苷类药物有协同作用。假单胞菌属细菌感染者可选用头孢他啶、头孢吡肟和亚胺培南等。若痰有臭味,多伴有厌氧菌感染,则可加用甲硝唑0.5 g静脉滴注,每天2~3次;或替硝唑0.4~0.8 g静脉滴注,每天2次。其他抗菌药物如大环内酯类、四环素类可酌情应用。经治疗后如体温正常,脓痰明显减少,则1周左右考虑停药。缓解期不必常规使用抗菌药物,应适当锻炼,增强体质。

(二)清除痰液

清除痰液是控制感染和减轻全身中毒症状的关键。

1.祛痰剂

口服氯化铵0.3~0.6 g,或溴已新8~16 mg,每天3次。

2.支气管舒张剂

由于支气管痉挛，部分患者痰液排出困难，在无咳血的情况下，可口服氨茶碱 0.1～0.2 g，每天 3～4 次或其他缓解气道痉挛的药物，也可加用 β_2 受体激动剂或异丙托溴铵吸入。

3.体位引流

体位引流是根据病变部位采取不同的体位，原则上使患处处于高位，引流支气管的开口朝下，以利于痰液排入呼吸道咳出，对于痰量多、不易咳出者更重要。每天 2～4 次，每次 15～30 分钟。引流前可行雾化吸入，体位引流时轻拍病变部位以提高引流效果。

4.纤维支气管镜吸痰

若体位引流痰液难以排出，可行纤维支气管镜吸痰，清除阻塞。可用生理盐水冲洗稀释痰液，并局部应用抗生素治疗，效果明显。

（三）咯血的处理

处理大咯血最重要的环节是防止窒息。若经内科治疗未能控制，可行支气管动脉造影，对出血的小动脉定位后注入吸收性明胶海绵或聚乙烯醇栓，或导入钢圈进行栓塞止血。

（四）手术治疗

适用于心肺功能良好，反复呼吸道感染或大咯血内科治疗无效，病变范围局限于一叶或一侧肺组织者。危及生命的大咯血，明确出血部位时部分病患需急诊手术。

八、预防及预后

积极防治婴幼儿麻疹、百日咳、支气管肺炎及肺结核等慢性呼吸道疾病，增强机体免疫及抗病能力，防止异物及尘埃误吸，预防呼吸道感染。

病变较轻者及病灶局限内科治疗无效手术切除者预后好；病灶广泛，后期并发肺心病者预后差。

第三节 肺 脓 肿

肺脓肿是由化脓性病原体引起肺组织坏死和化脓，导致肺实质局部区域破坏的化脓性感染。通常早期呈肺实质炎症。后期出现坏死和化脓。如病变区和支气管交通则有空洞形成(通常直径大于 2 cm),内含由微生物感染引致的坏死碎片或液体,其外周环绕炎症肺组织。和一般肺炎相比,其特点是引致的微生物负荷量多(如急性吸入),局部清除微生物能力下降(如气道阻塞),以及受肺部邻近器官感染的侵及。如肺内形成多发的较小脓肿(直径小于 2 cm)则称为坏死性肺炎。肺脓肿和坏死性肺炎病理机制相同,其划分是人为的。

肺脓肿通常由厌氧、需氧和兼性厌氧菌引起,也可由非细菌性病原体,如真菌、寄生虫等所致。应注意类似的影像学表现也可由其他病理改变产生,如肺肿瘤坏死后空洞形成或肺囊肿内感染等。

在抗生素出现前,肺脓肿自然病程常表现为进行性恶化,死亡率曾达 50%,患者存活后也往往遗留明显的临床症状,需要手术治疗,预后不理想。自有效抗生素应用后,肺脓肿的疾病过程得到显著改善。但近年来随着肾上腺皮质激素、免疫抑制药以及化学治疗药物的应用增加,造成口咽部内环境的改变,条件致病的肺脓肿发病率又有增多的趋势。

一、病因和发病机制

化脓性病原体进入肺内可有几种途径,最主要的途径是口咽部内容物的误吸。

(一)呼吸道误吸

口腔、鼻腔、口咽和鼻咽部隐匿着复杂的菌群,形成口咽微生态环境。健康人唾液中的细菌含量约 10^8/mL,半数为厌氧菌。在患有牙病或牙周病的人群中厌氧菌可增加 1 000 倍,易感个体中还可有多种需氧菌株定植。采用放射活性物质技术显示,45%健康人睡眠时可有少量唾液吸入气道。在各种因素引起的不同程度神智改变的人群中,约 75%在睡眠时会有唾液吸入。

临床上特别易于吸入口咽分泌物的因素有全身麻醉、过度饮酒或使用镇静药物、头部损伤、脑血管意外、癫痫、咽部神经功能障碍、糖尿病昏迷或其他重症疾病,包括使用机械通气者。呼吸机治疗时,虽然人工气道上有气囊保护,但在气囊上方的积液库内容物常有机会吸入到下呼吸道。当患者神智状态进一步受到影响时,胃内容物也可吸入,酸性液体可引起化学性肺炎,促进细菌性感染。

牙周脓肿和牙龈炎时,因有高浓度的厌氧菌进入唾液可增加吸入性肺炎和肺脓肿的发病。相反,仅 10%～15%厌氧菌肺脓肿可无明显的牙周疾病或其他促使吸入的因素。没有吸入因素者常需排除肺部肿瘤的可能性。

误吸后肺脓肿形成的可能性取决于吸入量、细菌数量、吸入物的 pH 和患者

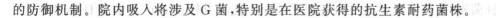

的防御机制。院内吸入将涉及 G 菌，特别是在医院获得的抗生素耐药菌株。

(二)血液循环途径

通常由在体内其他部位的感染灶，经血液循环播散到肺内，如腹腔或盆腔以及牙周脓肿的厌氧菌感染可通过血液循环播散到肺。

感染栓子也可起自于下肢和盆腔的深静脉的血栓性静脉炎或表皮蜂窝织炎，或感染的静脉内导管，吸毒者静脉用药也可引起。感染性栓子可含金黄色葡萄球菌、化脓性链球菌或厌氧菌。

(三)其他途径

其他途径比较少见。

(1)慢性肺部疾病者，可在下呼吸道有化脓性病原菌定植，如支气管扩张症、囊性纤维化，而并发症肺脓肿。

(2)在肺内原有空洞基础上(肿胀或陈旧性结核空洞)合并感染，不需要有组织的坏死，空洞壁可由再生上皮覆盖。局部阻塞可在周围肺组织产生支扩或肺脓肿。

(3)邻近器官播散，如胃肠道。

(4)污染的呼吸道装置，如雾化器有可能携带化脓性病原体进入易感染着肺内。

(5)先天性肺异常的继发感染，如肺隔离症、支气管囊肿。

二、病原学

肺脓肿可由多种病原菌引起，多为混合感染.厌氧菌和需氧菌混合感染占 90%。社区获得性感染和院内获得性感染的细菌出现频率不同。社区获得性感染中，厌氧菌为 70%，而在院内获得性感染中，厌氧菌和铜绿假单胞菌起重要作用。

(一)厌氧菌

厌氧菌是正常菌群的主要组成部分，但可引起身体任何器官和组织感染。近年来由于厌氧菌培养技术的改进，可以及时得到分离和鉴定。在肺脓肿感染时，厌氧菌是常见的病原体。

引起肺脓肿感染的致病性厌氧菌主要指专性厌氧菌。专性厌氧菌只能在无氧或低于正常大气氧分条件下才能生存或生长。厌氧菌分为 G^+ 厌氧球菌、G^- 厌氧球菌、G^+ 厌氧杆菌、G^- 厌氧杆菌。其中 G^- 厌氧杆菌包括类杆菌属和梭杆菌属，类杆菌属是最主要的病原菌，以脆弱类杆菌和产黑素类杆菌最常见。G^+厌氧球菌主要为消化球菌属和消化链球菌属。G^-厌氧球菌主要为产碱韦荣球菌。G^+厌氧杆菌中产芽孢的有梭状芽孢杆菌属和产气荚膜杆菌；不产芽孢的为放线菌属、真杆菌属、丙酸杆菌属、乳酸杆菌属和双歧杆菌属。外源性厌氧菌肺炎较少见。

(二)需氧菌

需氧菌常形成坏死性肺炎，部分区域发展成肺脓肿，因而其在影像学上比典型的厌氧菌引起的肺脓肿病变分布弥散。

金黄色葡萄球菌是引起肺脓肿的主要G^+需氧菌，是社区获得的呼吸道病原菌之一。通常健康人在流感后可引起严重的金黄色葡萄球菌肺炎，导致肺脓肿形成，并伴薄壁囊性气腔和肺大疱，后者多见于儿童。金黄色葡萄球菌是儿童肺脓肿的主要原因，也是老年人在基础疾病上并发院内获得性感染的主要病原菌。金黄色葡萄球菌也可由体内其他部位的感染灶经血液循环播散，在肺内引起多个病灶，形成血源性肺脓肿，有时很像是肿瘤转移。其他可引起肺脓肿的G^+菌是化脓性链球菌(甲型链球菌，乙型B溶血性链球菌)。

最常引起坏死性肺炎伴肺脓肿的G^-需氧菌为肺炎克雷伯杆菌，这种肺炎形成一到多个脓肿者占25%，同时常伴菌血症。但需注意有时痰培养结果可能是口咽定植菌，该病病死率高，多见于老年人和化学治疗患者，肾上腺皮质激素应用者，糖尿病患者也多见。铜绿假单胞菌也影响类似的人群，如免疫功能低下患者、有严重并发症者。铜绿假单胞菌在坏死性过程中形成多发小脓肿。

其他由流感嗜血杆菌、大肠埃希菌、鲍曼不动杆菌、变形杆菌、军团菌等所致坏死性肺炎引起脓肿则少见。

三、病理

肺脓肿时，细支气管受感染物阻塞，病原菌在相应区域形成肺组织化脓性炎症，局部小血管炎性血栓形成、血供障碍，在实变肺中出现小区域散在坏死，中心逐渐液化，坏死的白细胞及死亡细菌积聚，形成脓液，并融合形成1个或多个脓肿。当液化坏死物质通过支气管排出，形成空洞、形成有液平的脓腔，空洞壁表面残留坏死组织。当脓肿腔直径达到2 cm，则称为肺脓肿。炎症累及胸膜可发生局限性胸膜炎。如果在早期及时给予适当抗生素治疗，空洞可完全愈合，胸部X线片可不留下破坏残余或纤维条索影。但如治疗不合理，引流不畅，炎症进展，则进入慢性阶段。脓肿腔有肉芽组织和纤维组织形成，空洞壁可有血管瘤。

脓肿外周细支气管变形和扩张。

四、分类

肺脓肿可按病程分为急性和慢性，或按发生途径分为原发性和继发性。急性肺脓肿通常少于 4 周，病程迁延 3 个月以上则为慢性肺脓肿。大多数肺脓肿是原发性，通常有促使误吸的因素，或由正常宿主肺炎感染后在肺实质炎症的坏死过程演变而来。而继发性肺脓肿则为原有局部病灶基础上出现的并发症，如支气管内肿瘤、异物或全身性疾病引起免疫功能低下所致。细菌性栓子通过血液循环引致的肺脓肿也为继发性。膈下感染经横膈直接通过淋巴管或膈缺陷进入胸腔或肺实质，也可引起肺脓肿。

五、临床表现

肺脓肿患者的临床表现差异较大。由需氧菌（金黄色葡萄球菌或肺炎克雷伯菌）所致的坏死性肺炎形成的肺脓肿病情急骤、严重，患者有寒战、高热、咳嗽、胸痛等症状。儿童在金黄色葡萄球菌肺炎后发生的肺脓肿也多呈急性过程。一般原发性肺脓肿患者首先表现吸入性肺炎症状，有间歇发热、畏寒、咳嗽、咳痰、胸痛、体重减轻、全身乏力、夜间盗汗等，和一般细菌性肺炎相似，但病程相对慢性化，症状较轻，可能和其吸入物质所含病原体致病力较弱有关。甚至有的起病隐匿，到病程后期多发性肺坏死、脓肿形成，与支气管相交通，则可出现大量脓性痰，如为厌氧菌感染则伴有臭味。但痰无臭味并不能完全排除厌氧菌感染的可能性，因为有些厌氧菌并不产生导致臭味的代谢终端产物，也可能是病灶尚未和气管支气管交通。咯血常见，偶尔可具有致死性的。

继发性肺脓肿先有肺外感染症状（如菌血症、心内膜炎、感染性血栓静脉炎、膈下感染），然后出现肺部症状。在原有慢性气道疾病和支气管扩张的患者则可见痰量显著改变。

体格检查无特异性，阳性体征出现与脓肿大小和部位有关。如脓肿较大或接近肺的表面，则可有叩诊浊音，呼吸音降低等实变体征，如涉及胸膜则可闻胸膜摩擦音或胸腔积液体征。

六、诊断

肺脓肿诊断的确立有赖于特征性临床表现及影像学和细菌学检查结果。

（一）病史

原发性肺脓肿有促使误吸因素或口咽部炎症和鼻实炎的相关病史。继发性

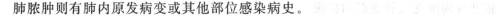

肺脓肿则有肺内原发病变或其他部位感染病史。

(二)症状与体征

由需氧菌等引起的原发性肺脓肿呈急性起病，如以厌氧菌感染为主者则呈亚急性或慢性化过程，脓肿破溃与支气管相交通后则痰量增多，出现脓痰或脓性痰，可有臭味，此时临床诊断可成立。体征则无特异性。

(三)实验室检查

1.血常规检查

血白细胞和中性粒细胞升高，慢性肺脓肿可有血红蛋白和红细胞减少。

2.胸部影像学检查

影像学异常开始表现为肺大片密度增深、边界模糊的浸润影，随后产生1个或多个比较均匀低密度阴影的圆形区。当与支气管交通时，出现空腔，并有气液交界面(液平)，形成典型的肺脓肿。有时仅在肺炎症渗出区出现多个小的低密度区，表现为坏死性肺炎。需氧菌引起的肺脓肿周围常有较多的浓密炎性浸润影，而以厌氧菌为主的肺脓肿外周肺组织则较少见浸润影。

病变多位于肺的低垂部位和发病时的体位有关，侧位胸部X线片可帮助定位。在平卧位时吸入者75%病变见于下中位背段及后基底段，侧卧位时则位于上叶后外段(由上叶前段和后段分支形成，又称腋段)。右肺多于左肺，这是受重力影响吸入物最易进入的部位。在涉及的肺叶中，病变多分布于近肺胸膜处，室间隔鼓出常是肺炎克雷伯杆菌感染的特征。病变也可引起胸膜反应、脓胸或气胸。

当肺脓肿愈合时，肺炎性渗出影开始吸收，同时脓腔壁变薄，脓腔逐渐缩小，最后消失。在71例肺脓肿系列观察中，经适当抗生素治疗，13%脓腔在2周消失，44%为4周，59%为6周，3个月内脓腔消失可达70%，当有广泛纤维化发生时，可遗留纤维条索影。慢性肺脓肿脓腔周围有纤维组织增生，脓腔壁增厚，周围细支气管受累，继发变形或扩张。

血源性肺脓肿则见两肺多发炎性阴影，边缘较清晰，有时类似转移性肿瘤，其中可见透亮区和空洞形成。

胸部CT检查对病变定位，坏死性肺炎时肺实质的坏死、液化的判断，特别是对引起继发性肺脓肿的病因诊断均有很大的帮助。

3.微生物学监测

微生物学监测的标本包括痰液、气管吸引物、经皮肺穿刺吸引物和血液等。

(1)痰液及气管分泌物培养：在肺脓肿感染中，需氧菌所占比例正在逐渐增加，特别是在院内感染中。虽然有口咽菌污染的机会，但重复培养仍然对确认致病菌具有意义。由于口咽部厌氧菌内环境，痰液培养厌氧菌无意义，但脓肿性痰标本培养阳性，而革兰染色却可见到大量细菌，且形态较一致，则可能提示厌氧菌感染。

(2)应用防污染技术对下呼吸道分泌物标本采集：推荐的方法，必要时可采用。厌氧菌培养标本不能接触空气，接种后应放入厌氧培养装置和仪器以维持厌氧环境。气相色谱法检查厌氧菌的挥发脂肪酸，迅速简便，可用于临床用药选择的初步参考。

(3)血液标本培养：因为在血源性肺脓肿时常可有阳性结果，需要进行血培养，但厌氧菌血培养阳性率仅5%。

4.其他

(1)CT引导下经胸壁脓肿穿刺吸引物厌氧菌及需氧菌培养，以及其他无菌体腔标本采集及培养。

(2)纤维支气管镜检查，除通过支气管镜进行下呼吸道标本采集外，也可用于鉴别诊断，排除支气管肺癌、异物等。

七、鉴别诊断

(一)细菌性肺炎

肺脓肿早期表现和细菌性肺炎相似，但除由一些需氧菌所致的肺脓肿外，症状相对较轻，病程相对慢性化。后期脓肿破溃与支气管相交通后则痰量增多，出现脓痰或脓性痰，可有臭味，此时临床诊断则可成立。胸部影像学检查，特别是CT检查，容易发现在肺炎症渗出区出现多个小的低密度区。当与支气管交通时，出现空腔，肝有气液交界面(液平)，形成典型的肺脓肿。

(二)支气管肺癌

在50岁以上男性出现肺空洞性病变时，肺癌(通常为鳞癌)和肺脓肿的鉴别常需考虑。由支气管肺癌引起的空洞性病变(癌性空洞)，无吸入病史，其病灶也不一定发生在肺的低垂部位。而肺脓肿则常伴有发热、全身不适、脓性痰、血白细胞和中性粒细胞升高，对抗生素治疗反应好。影像学上显示偏心空洞，空洞壁厚，内壁不规则，则常提示恶性病变。痰液或支气管吸引物的细胞学检查以及微生物学涂片和培养对鉴别诊断也有帮助。如对于病灶的诊断持续存在疑问，情况允许时，也可考虑手术切除病灶及相应肺叶。其他肺内恶性病变.包括转移性肺癌和淋巴瘤也可形成空洞病变。

需注意的是，肺癌和肺脓肿可能共存，特别在老年人中。因为支气管肿瘤可使其远端引流不畅，分泌物潴留。引起阻塞性肺炎和肺脓肿。一般病程较长，有反复感染史，脓痰量较少。纤维支气管镜检查对确定诊断很有帮助。

（三）肺结核

空洞继发感染肺结核常伴空洞形成，胸部X线检查空洞壁较厚，病灶周围有密度不等的散在结节病灶。合并感染时空洞内可有少量液平，临床出现黄痰，但整个病程长，起病缓慢，常有午后低热、乏力、盗汗、慢性咳嗽、食欲缺乏等慢性症状，经治疗后痰中常可找到结核杆菌。

（四）局限性脓胸

局限性脓胸常伴支气管胸膜漏和肺脓肿有时在影像学上不易区别。典型的脓胸在侧位胸片呈“D”字阴影，从后胸壁向前方鼓出。CT对疑难病例有帮助，可显示脓肿壁有不同厚度，内壁边缘和外表面不规则；而脓胸腔壁则非常光滑，液性密度将增厚的壁层胸膜和受压肺组织下的脏层胸膜分开。

（五）大疱内感染

患者全身症状较胸部X线片显示状态要轻。在平片和CT上常可见细而光滑的大疱边缘，和肺脓肿相比其周围肺组织清晰。以往胸片将有助于诊断。大疱内感染后有时可引起大疱消失，但很少见。

（六）先天性肺病变继发感染

支气管脓肿及其他先天性肺囊肿可能无法和肺脓肿鉴别，除非有以往胸部X线片进行比较。支气管囊肿未感染时，也不和气管支气管交通，但囊肿最后会出现感染，形成和气管支气管的交通，气体进入囊肿，形成含气囊肿，可呈单发或多发含气空腔，壁薄而均匀；合并感染时，其中可见气液平面。如果患者一开始就表现为感染性支气管囊肿，通常清晰的边界就会被周围肺实质炎症和实变所遮掩。囊肿的真正本质只有在周围炎症或渗血消散吸收后才能显示出来。

先天性肺隔离症感染也会同样出现鉴别诊断困难，可通过其所在部位（多位于下叶）及胸部CT扫描和磁共振成像（MRI）及造影剂增强帮助诊断，并可确定异常血管供应来源，对手术治疗有帮助。

（七）肺挫伤血肿和肺撕裂

胸部刺伤或挤压伤后，影像学可出现空洞样改变，临床无典型肺脓肿表现，有类似的创伤病史常提示此诊断。

(八)膈疝

通常在后前位胸部X线片可显示“双重心影”,在侧位上在心影后可见典型的胃泡,并常有液平。如有疑问可进行钡剂及胃镜检查。

(九)包囊肿和其他肺寄生虫病

包囊肿可穿破,引起复合感染,曾在羊群牧羊分布的区域居住者需考虑此诊断。乳胶凝聚试验,补体结合和酶联免疫吸附试验,也可检测血清抗体,帮助诊断。寄生虫中如肺吸虫也可有类似症状。

(十)真菌和放线菌感染

肺脓肿并不全由厌氧菌和需氧菌所致,真菌、放线菌也可引起肺脓肿。临床鉴别诊断时也需考虑。

(十一)其他

易和肺脓肿混淆的还有空洞型肺栓塞、Wegener肉芽肿、结节病等,偶尔也会形成空洞。

八、治疗

肺脓肿的治疗应根据感染的微生物种类以及促使产生感染的有关基础或伴随疾病而确定。

(一)抗感染治疗

抗生素应用已有半个世纪,肺脓肿在有效抗生素合理应用下,加上脓液通过和支气管交通向体外排出,因而大多数对抗感染治疗有效。

近年来,某些厌氧菌已产生β-内酰胺酶,在体外或临床上对青霉素耐药,故应结合细菌培养及药敏结果,及时合理选择药物。但由于肺脓肿患者很难及时得到微生物学的阳性结果,故可根据临床表现,感染部位和涂片染色结果分析可能性最大的致病菌种类,进行经验治疗。由于大多数和误吸相关,厌氧菌感染起重要作用,因而青霉素仍是主要治疗药物,但近年来情况已有改变,特别是院内获得感染的肺脓肿。常为多种病原菌的混合感染,故应联合应用对需氧菌有效的药物。

1.青霉素G

(1)青霉素G为首选药物,对厌氧菌和G^+球菌等需氧菌有效。

(2)用法:2.4×10^6 U/d肌内注射或静脉滴注;严重病例可加量至10×10^6 U/d静脉滴注,分次使用。

2.克林霉素

(1)克林霉素是林可霉素的半合成衍生物,但优于林可霉素,对大多数厌氧菌有效,如消化球菌、消化链球菌、类杆菌梭形杆菌、放线菌等。目前有10%~20%脆弱类杆菌及某些梭形杆菌对克林霉素耐药。主要不良反应是假膜性肠炎。

(2)用法:0.6~1.8 g/d,分2~3次静脉滴注,然后序贯改口服。

3.甲硝唑(灭滴灵)

(1)该药是杀菌药,对G厌氧菌,如脆弱类杆菌有作用。多为联合应用,不单独使用。通常和青霉素、克林霉素联合用于厌氧菌感染。

(2)对微需氧菌及部分链球菌如密勒链球菌效果不佳。

(3)用法:根据病情,一般6~12 g/d,可加量到24 g/d。

4.β-内酰胺类抗生素

(1)某些厌氧菌如脆弱类杆菌可产生β-内酰胺酶,故青霉素、羧苄西林、三代头孢中的头孢噻肟、头孢哌酮效果不佳。对其活性强的药物有碳青霉烯类,替卡西林克拉维酸、头孢西丁等,加酶联合制剂作用也强,如阿莫西林克拉维酸或联合舒巴坦等。

(2)院内获得性感染形成的肺脓肿,多数为需氧菌,并行耐药菌株出现,故需选用β-内酰胺抗生素的第二代、第三代头孢菌素,必要时联合氨基糖苷类。

(3)血源性肺脓肿致病菌多为金黄色葡萄球菌,且多数对青霉素耐药,应选用耐青霉素酶的半合成青霉素的药物,对耐甲氧西林的金黄色葡萄球菌(MRSA),则应选用糖肽类及利奈唑胺等。

(4)给药途径及疗程尚未有大规模的循证医学证据,但一般先以静脉途径给药。

(5)和非化脓性肺炎相比,其发热呈逐渐下降,7天达到正常。如1周未能控制体温,则需再次评估。影像学改变时间长,有时达数周,并有残余纤维化改变。

(6)治疗成功率与治疗开始时症状、存在的时间以及空洞大小有关。对治疗反应不好者,还需注意有无恶性病变存在。总的疗程要4~6周,可能需要3个月,以防止反复。

(二)引流

(1)痰液引流对于治疗肺脓肿非常重要,体位,引流有助于痰液排出。纤维支气管镜除作为诊断手段,确定继发性脓肿原因外,还可用来经气道内吸引及冲洗,促进引流,利于愈合。有时脓肿大、脓液量多时,需要硬质支气管镜进行引流，以便于保证气道通畅。

(2)合并脓胸时，除全身使用抗生素外，应局部胸腔抽脓或肋间置入导管水封并引流。

(三)外科手术处理

内科治疗无效，或疑及有肿瘤者为外科手术适应证，包括治疗 4～6 周后脓肿不关闭、大出血、合并气胸、支气管胸膜瘘。在免疫功能低下、脓肿进行性扩大时也需考虑手术处理。有效抗生素应用后，目前需外科处理病例已减少，小于10%，手术时要防止脓液进入对侧，麻醉时要置入双腔导管，否则可引起对侧肺脓肿和 ARDS。

九、预后

预后取决于基础病变或继发的病理改变，治疗及时、恰当者，预后良好。厌氧菌和 G 杆菌引起的坏死性肺炎，多表现为脓腔大(直径>6 cm)，多发性脓肿，临床多发于有免疫功能缺陷，年龄大的患者。并发症主要为脓胸、脑脓肿、大咯血等。

十、预防

应注意加强个人卫生，保持口咽内环境稳定，预防各种促使误吸的因素。

第四节 慢性阻塞性肺疾病

慢性阻塞性肺疾病(chronic obstructive pulmonary diseases，COPD)简称慢阻肺，是以持续气流受限为特征的可以预防和治疗的疾病，其气流受限多呈进行性发展，与气道和肺组织对香烟、烟雾等有害气体或有害颗粒的异常慢性炎症反应有关。肺功能检查可确定气流受限。在吸入支气管扩张剂后，第一秒用力呼气容积(FEV_1)/用力肺活量(FVC)(FEV_1/FVC)<70%表明存在持续气流受限。

慢性支气管炎是指在除外慢性咳嗽的其他已知原因后，患者每年咳嗽、咳痰 3 个月以上并连续两年者。慢性阻塞性肺疾病是指肺部终末细支气管远端气腔出现异常持久的扩张，并伴有肺泡壁和细支气管的破坏，而无明显的肺纤维化。

当慢性支气管炎、慢性阻塞性肺疾病患者肺功能检查出现持续气流受限时，则可诊断为COPD，若患者无持续气流受限，则不能诊断为COPD。一些已知病因或具有特征病理表现的疾病也可导致持续气流受限，如支气管扩张症、肺结核纤维化病变、严重的间质性肺疾病、弥漫性泛细支气管炎和闭塞性细支气管炎等，但均不属于COPD。

一、诊断要点

（一）病史

1.危险因素

吸烟史、职业性或环境有害物质接触史。

2.既往史

包括哮喘史、过敏史、儿童时期呼吸道感染及其他呼吸系统疾病。

3.家族史

COPD有家族聚集倾向。

4.发病年龄和好发季节

多于中年以后发病，症状好发于秋冬寒冷季节，常有反复呼吸道感染及急性加重史，随着病情进展，急性加重逐渐频繁。

（二）临床表现特点

COPD的特征性症状是慢性和进行性加重的呼吸困难、咳嗽和咳痰。慢性咳嗽和咳痰常先于气流受限多年而存在。

1.呼吸困难

呼吸困难是COPD最重要的症状，也是患者体能丧失和焦虑不安的主要原因。患者常描述为气短、气喘和呼吸费力等。早期仅在劳动时出现，之后逐渐加重，以致日常活动甚至休息时也感到气短。

2.慢性咳嗽

通常为首发症状，初起咳嗽呈间歇性，早晨较重，以后早晚或整晚均有咳嗽，但夜间咳嗽并不显著，少数病例咳嗽不伴有咳痰，也有少数病例虽有明显气流受限但无咳嗽症状。

3.咳痰

咳嗽后通常咳少量黏液性痰，部分患者在清晨较多，合并感染时痰量增多，常有脓性痰。

4.喘息和胸闷

不是COPD的特异性症状，部分患者特别是重症患者有明显的喘息，听诊有广泛的吸气相或呼气相哮鸣音，胸部紧闷感常于劳力后发生，与呼吸费力和肋间肌收缩有关。

5.其他表现

在COPD的临床过程中，特别是程度较重的患者可能会发生全身性症状，如体重下降、食欲缺乏、外周肌肉萎缩和功能障碍、精神抑郁和/或焦虑等，长时间的剧烈咳嗽可导致咳嗽性晕厥。

(三)辅助检查

1.肺功能检查

肺功能检查是判断持续气流受限的主要指标。患者吸入支气管舒张剂后的$FEV_1/FVC<70\%$，可以确定为持续存在气流受限，是诊断COPD的必备条件。肺总量(TLC)、功能残气量(FRC)和残气量(RV)增高，肺活量(VC)减低，表明肺过度充气。

2.胸部X线检查

对确定肺部并发症及与其他疾病(如肺间质纤维化、肺结核等)鉴别具有重要意义。COPD早期胸部X线片可无明显变化，以后出现肺纹理增多和紊乱等非特征性改变。

3.胸部CT检查

胸部CT检查不作为常规检查。但在鉴别诊断时，CT检查有益，高分辨率CT对辨别小叶中心型或全小叶型慢性阻塞性肺疾病及确定肺大疱的大小和数量，有很高的敏感性和特异性。

(四)鉴别诊断

COPD应与哮喘、支气管扩张症、充血性心力衰竭、肺结核和弥漫性泛细支气管炎等相鉴别，尤其要注意与哮喘进行鉴别。虽然哮喘与COPD都是慢性气道炎症性疾病，但两者的发病机制不同，临床表现及对治疗的反应性也有明显差别。大多数哮喘患者的气流受限具有显著的可逆性，这是其不同于COPD的一个关键特征。但是，部分哮喘患者随着病程延长，可出现较明显的气道重塑，导致气流受限的可逆性明显减小，临床很难与COPD相鉴别。COPD多于中年后起病，而哮喘则多在儿童或青少年期起病；COPD症状缓慢进展，逐渐加重，而哮喘则症状起伏较大；COPD多有长期吸烟史和/或有害气体和颗粒接触史，而哮喘常伴有过敏体质、过敏性鼻炎和/或湿疹等，部分患者有哮喘家族史。COPD和哮喘可以发生于同一位患者，且由于两者都是常见病、多发病，这种概率并不低。

(五)COPD的评估

COPD评估是根据患者的临床症状、急性加重风险、肺功能异常的严重程度及并发症情况进行综合评估，其目的是确定疾病的严重程度，包括气流受限的严重程度，患者的健康状况和未来急性加重的风险程度，最终目的是指导治疗。

1.症状评估

可采用改良版英国医学研究委员会呼吸困难问卷（mMRC问卷）对呼吸困难严重程度进行评估（表2-3）。

表2-3 改良版英国医学研究委员会呼吸问卷

呼吸困难评价等级	呼吸困难严重程度
0级	只有在剧烈活动时感到呼吸困难
1级	在平地快步行走或步行爬小坡时出现气短
2级	由于气短，平地行走时比同龄人慢或者需要停下来休息
3级	在平地行走约100 m或数分钟后需要停下来喘气
4级	因为严重呼吸困难而不能离开家，或在穿脱衣服时出现呼吸困难

2.肺功能评估

应用气流受限的程度进行肺功能评估，即以FEV_1占预计值比例为分级标准。COPD患者气流受限的肺功能分级分为4级（表2-4）。

表2-4 气流受限严重程度的肺功能分级

肺功能分级	气流受限程度	FEV_1占预计值%
Ⅰ级	轻度	≥80%
Ⅱ级	中度	50%～79%
Ⅲ级	重度	30%～49%
Ⅳ级	极重度	<30%

注：为吸入支气管舒张剂后的FEV_1值。

3.急性加重风险评估

上一年发生≥2次急性加重史者，或上一年因急性加重住院1次，预示以后频繁发生急性加重的风险大。

4.COPD 的综合评估

综合评估（表 2-5）的目的是改善 COPD 的疾病管理。目前临床上采用 mMRC 分级或采用 COPD 患者自我评估测试（COPD assessment test，CAT）问卷评分作为症状评估方法，mMRC 分级＞2 级或 CAT 评分≥10 分表明症状较重，通常没有必要同时使用两种评估方法。临床上评估 COPD 急性加重风险也有两种方法：①常用的是应用气流受限分级的肺功能评估法，气流受限分级Ⅲ级或Ⅳ级表明具有高风险；②根据患者急性加重的病史进行判断，在过去 1 年中急性加重次数＞2 次或上一年因急性加重住院≥1 次，表明具有高风险。当肺功能评估得出的风险分类与急性加重史获得的结果不一致时，应以评估得到的风险最高结果为准，即就高不就低。

表 2-5 COPD 的综合评估

组别	特征		肺功能分级	急性加重	呼吸困难分级	CAT 评分
	风险	症状	（级）	（次/年）	（级）	（分）
A 组	低	少	Ⅰ~Ⅱ	＜2	＜2	＜10
B 组	低	多	Ⅰ~Ⅱ	＜2	≥2	≥10
C 组	高	少	Ⅱ~Ⅳ	≥2	＜2	＜10
D 组	高	多	Ⅱ~Ⅳ	≥2	≥2	≥10

（六）COPD 的病程分期

COPD 的病程可分为急性加重期和稳定期：①急性加重期，患者呼吸道症状超过日常变异范围的持续恶化，并需改变药物治疗方案，在疾病过程中，患者常有短期内咳嗽、咳痰、气短和/或喘息加重，痰量增多，脓性或黏液脓性痰，可伴有发热等炎症明显加重的表现；②稳定期，患者的咳嗽、咳痰和气短等症状稳定或症状轻微，病情基本恢复到急性加重前的状态。

（七）COPD 急性加重期

COPD 急性加重是指患者以呼吸道症状加重为特征的临床事件，其症状变化程度超过日常变异范围并导致药物治疗方案改变。

1.COPD 急性加重的原因

最常见的有气管、支气管感染，主要为病毒、细菌感染。部分病例急性加重的原因难以确定，一些患者表现出急性加重的易感性，每年急性加重≥2 次，被定义为频繁急性加重。环境、理化因素改变，稳定期治疗不规范等均可导致急性加重。肺炎、充血性心力衰竭、心律失常、气胸、胸腔积液和肺血栓栓塞症等的症状酷似 COPD 急性发作，需要仔细加以鉴别。

2.COPD 急性加重的诊断和严重程度评价

COPD 急性加重的诊断主要依靠患者急性起病的临床过程，其特征是呼吸系统症状恶化超出日间的变异，并由此需要改变其药物治疗。主要表现有呼吸加重，常伴有喘息、胸闷、咳嗽加剧、痰量增加、痰液颜色和/或黏度改变及发热等，也可出现全身不适、失眠、嗜睡、疲乏、抑郁和意识不清等症状。当患者出现运动耐力下降、发热和/或胸部影像学异常时也可能为 COPD 急性加重的征兆。气促加重，咳嗽、痰量增多及出现脓性痰常提示有细菌感染。

COPD 急性加重的评价基于患者的病史、反映严重程度的体征及实验室检查。病史包括 COPD 气流受限的严重程度、症状加重或出现新症状的时间、既往急性加重次数(总数/住院次数)、合并症、目前治疗方法和既往机械通气使用情况。与急性加重前的病史、症状、体征、肺功能测定、动脉血气检测结果和其他实验室检查指标进行对比，对判断 COPD 急性加重及其严重程度评估甚为重要。对于严重 COPD 患者，意识变化是病情恶化和危重的指标，一旦出现需及时送医院救治。是否出现辅助呼吸肌参与呼吸运动，胸腹矛盾呼吸、发绀、外周水肿、右心衰竭和血流动力学不稳定等征象，也有助于判定 COPD 急性加重的严重程度。急性加重期间不推荐进行肺功能检查，因为患者无法配合且检查结果不够准确。动脉血气分析示 $PaO_2<8.0$ kPa(60 mmHg)和/或 $PaCO_2>6.7$ kPa(50 mmHg)，提示有呼吸衰竭。如 $PaO_2<6.7$ kPa(50 mmHg)，$PaCO_2>9.3$ kPa(70 mmHg)，pH<7.30 提示病情严重，需进行严密监护或入住 ICU 行无创或有创机械通气治疗。

二、治疗要点

(一)COPD 稳定期的处理

目标：①减轻当前症状，包括缓解症状、改善运动耐量和改善健康状况；②降低未来风险，包括防止疾病进展、防止和治疗急性加重及减少病死率。

(1)教育和劝导患者戒烟，避免或防止吸入粉尘、烟雾及有害气体等。

(2)药物治疗用于预防和控制症状，减少急性加重的频率和严重程度，提高运动耐力和生命质量。根据病情的严重程度不同，选择的治疗方法也有所不同。COPD 稳定期分级治疗药物推荐方案见表 2-6。

表 2-6 COPD稳定期起始治疗药物推荐方案

组别	首选方案	次选方案	替代方案
A组	SAMA(需要时)或SABA(需要时)	LAMA 或 LABA 或 SAMA和SABA	茶碱
B组	LAMA和LABA	LAMA和LABA	SABA和/或SAMA茶碱
C组	ICS+LABA或LAMA	LAMA和LABA	PDE-4抑制剂SABA和/或SAMA茶碱
D组	ICS+LABA或LAMA	ICS和LAMA或ICS+LABA和LAMA或ICS+LABA和PDE-4抑制剂或LAMA和LABA或LAMA和PDE-4抑制剂	羧甲司坦SABA和/或SAMA茶碱

注:SAMA,短效抗胆碱药;SABA,短效 β_2 受体激活剂;LAMA,长效抗胆碱药;LABA,长效 β_2 受体激活剂;ICS,吸入激素;PDE-4,磷酸二酯酶-4;替代方案中的药物可单独应用或与首选方案和次选方案中的药物联合应用,各栏中药物并非按照优先顺序排序。

支气管舒张剂:支气管舒张剂可松弛支气管平滑肌、扩张支气管、缓解气流受限,是控制COPD症状的主要治疗措施。短期按需应用可缓解症状,长期按时应用可预防和减轻症状,增加运动耐力,但不能使所有患者的 FEV_1 得到改善。与口服药物相比,吸入剂的不良反应小,因此多首选吸入治疗。联合应用不同作用机制与作用时间的药物可以增强支气管舒张作用,减少不良反应。联合应用 β_2 受体激动剂、抗胆碱药物和/或茶碱,可以进一步改善患者的肺功能与健康状况。①β_2 受体激动剂:主要有沙丁胺醇和特布他林等,为短效定量雾化吸入剂,数分钟内起效,15~30 分钟达到峰值,疗效持续 4~5 小时,每次剂量 100~200 μg(每喷 100 μg),24 小时内不超过 8~12 喷。主要用于缓解症状,按需使用。福莫特罗为长效定量吸入剂,作用持续 12 小时以上,较短效 β_2 受体激动剂更有效且使用方便,吸入福莫特罗后 1~3 分钟起效,常用剂量为 4.5~9 μg,每天 2 次。茚达特罗是一种新型长效 β_2 受体激动剂,该药起效快,支气管舒张作用长达 24 小时,每天 1 次吸入 150 μg 或 300 μg 可以明显改善肺功能和呼吸困难症状。②抗胆碱药:短效制剂有异丙托溴铵气雾剂,定量吸入,起效较沙丁胺醇等短效 β_2 受体激动剂慢,但其持续时间长,30~90 分钟达最大效果,可维持 6~8 小时,使用剂量为40~80 μg(每喷 20 μg),每天 3~4 次,不良反应小。噻托溴铵是长效抗胆碱药,可以选择性作用于 M_1 和 M_2 受体,作用长达 24 小时以上,吸入剂量为 18 μg,每天 1 次。③茶碱类药物:茶碱缓释或控释片,0.2 g,每 12 小时 1 次;

氨茶碱 0.1 g，每天 3 次。

激素：对高风险 COPD 患者（C 组和 D 组患者），长期吸入激素与长效 β_2 受体激动剂的联合制剂可增加运动耐量、减少急性加重发作频率、提高生活质量。目前常用剂型有氟地卡松/沙美特罗、布地奈德/福莫特罗。不推荐对 COPD 患者采用长期口服激素及单一吸入激素治疗。

祛痰药：常用药物有盐酸氨溴索 30 mg，每天 3 次，N-乙酰半胱氨酸 0.2 g，每天 3 次，或羧甲司坦 0.5 g，每天 3 次。

(3)氧疗：长期氧疗的目的是使患者在静息状态下达到 $PaO_2 \geq 8.0$ kPa (60 mmHg)和/或使 SaO_2 升至 90%。COPD 稳定期患者进行长期家庭氧疗（LTOT），可以提高有慢性呼吸衰竭患者的生存率，对血流动力学、血液学特征、运动能力、肺功能和精神状态都会产生有益的影响。LTOT 应在极重度 COPD 患者中应用，具体指征：①$PaO_2 \leq 7.3$ kPa(55 mmHg)或 $SaO_2 \leq 88\%$，有或无高碳酸血症；②PaO_2 为 7.3～8.0 kPa(55～60 mmHg)或 $SaO_2 < 89\%$，并有肺动脉高压、心力衰竭水肿或红细胞增多症（血细胞比容＞0.55）。LTOT 一般是经鼻导管吸入氧气，流量1.0～2.0 L/min，每天吸氧持续时间＞15 小时。

(4)通气支持：无创通气已广泛用于极重度 COPD 稳定期患者。无创通气联合长期氧疗对某些患者，尤其是在日间有明显高碳酸血症的患者或许有一定益处。无创通气可以改善生存率但不能改善生命质量。COPD 合并阻塞性睡眠呼吸暂停综合征的患者，应用持续正压通气在改善生存率和住院率方面有明确益处。

(5)康复治疗：康复治疗对进行性气流受限、严重呼吸困难而很少活动的 COPD 患者，可以改善其活动能力，提高生命质量。康复治疗包括呼吸生理治疗、肌肉训练、营养支持、精神治疗和教育等多方面措施。

(6)其他措施：①免疫调节剂对降低 COPD 急性加重的严重程度可能具有一定作用，但尚未得到确证，不推荐作为常规使用；②流行性感冒（流感）疫苗有灭活疫苗和减毒活疫苗，应根据每年预测的流感病毒种类制备，该疫苗可降低 COPD 患者的严重程度和病死率，可每年接种 1 次（秋季）或 2 次（秋、冬季）。肺炎链球菌疫苗含有 23 种肺炎链球菌荚膜多糖，虽已用于 COPD 患者，但缺乏有力的临床观察资料。

(二)COPD 急性加重期的处理

COPD 急性加重的治疗目标为最小化本次急性加重的影响，预防再次急性加重的发生。根据急性加重期的原因和病情严重程度，决定患者院外治疗或住

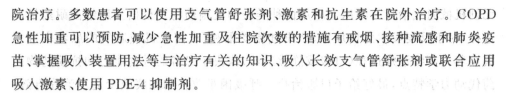

院治疗。多数患者可以使用支气管舒张剂、激素和抗生素在院外治疗。COPD 急性加重可以预防,减少急性加重及住院次数的措施有戒烟、接种流感和肺炎疫苗、掌握吸入装置用法等与治疗有关的知识、吸入长效支气管舒张剂或联合应用吸入激素、使用 PDE-4 抑制剂。

1.院外治疗

COPD 急性加重早期、病情较轻的患者可以在院外治疗,但需注意病情变化,及时决定治疗的时机。院外治疗包括适当增加以往所用支气管舒张剂的剂量及频度,单一吸入短效 β_2 受体激动剂或联合应用吸入短效 β_2 受体激动剂和短效抗胆碱药物。对较严重的病例可给予较大剂量雾化治疗数天,如沙丁胺醇 2 500 μg、异丙托溴铵 500 μg,或沙丁胺醇 1 000 μg 加用异丙托溴铵 250～500 μg 雾化吸入,每天 2～4 次。症状较重及有频繁急性加重史的患者除使用支气管舒张剂外,还可考虑口服激素,泼尼松龙 30～40 mg/d,连用 10～14 天,也可用激素联合 SABA 雾化吸入治疗。COPD 症状加重,特别是有脓性痰液时应积极给予抗生素治疗。抗生素的选择应依据患者急性加重的严重程度及常见的致病菌,结合患者所在地区致病菌及耐药菌的流行情况,选择敏感的抗生素,疗程为 5～10 天。

2.住院治疗

病情严重的 COPD 急性加重患者需要住院治疗,到医院就医或住院治疗的指征:①症状明显加重,如突然出现静息状况下呼吸困难;②重度 COPD;③出现新的体征或原有体征加重(如发绀、意识改变和外周水肿);④有严重的伴随疾病(如心力衰竭或新近发生的心律失常);⑤初始治疗方案失败;⑥高龄;⑦诊断不明确;⑧院外治疗无效或条件欠佳。

COPD 急性加重患者收入 ICU 的指征:①严重呼吸困难且对初始治疗反应不佳;②意识障碍(如嗜睡、昏迷等);③经氧疗和无创机械通气低氧血症(PaO_2 <7.3 kPa(50 mmHg))仍持续或呈进行性恶化,和/或高碳酸血症[$PaCO_2$ >9.3 kPa(70 mmHg)]无缓解甚至恶化,和/或严重呼吸性酸中毒(pH<7.30)无缓解,甚至恶化。

(1)低流量吸氧:氧流量调节以改善患者的低氧血症、保证 88%～92% 氧饱和度为目标,氧疗 30～60 分钟后应进行动脉血气分析,以确定氧合满意而无二氧化碳潴留或酸中毒。

(2)抗菌药物:以下情况表明需要进行抗菌药物治疗。①呼吸困难加重、痰量增加和脓性痰是 3 个必要症状;②脓性痰在内的 2 个必要症状;③需要有创或无创机械通气治疗。临床上应用何种类型的抗菌药物要根据当地细菌耐药情况选择，对于反复发生急性加重、严重气流受限和/或需要机械通气的患者应进行痰培养。药物治疗途径（口服或静脉给药）取决于患者的进食能力和抗菌药物的药代动力学特点，最好给予口服治疗。呼吸困难改善和脓痰减少提示治疗有效。抗菌药物的治疗疗程为5～10天。

临床上选择抗生素要考虑有无铜绿假单胞菌感染的危险因素：①近期住院史；②经常（>4次/年）或近期（近3个月内）抗菌药物应用史；③病情严重（FEV_1占预计值%<30%）；④应用口服类固醇激素（近2周服用泼尼松>10 mg/d）。

初始抗菌治疗的建议：①对无铜绿假单胞菌危险因素者，主要依据急性加重严重程度、当地耐药状况、费用和潜在的依从性选择药物，病情较轻者推荐使用青霉素、阿莫西林加或不加用克拉维酸、大环内酯类、氟喹诺酮类、第1代或第2代头孢菌素类抗生素，一般可口服给药，病情较重者可用β内酰胺类/酶抑制剂、第2代头孢菌素类、氟喹诺酮类和第3代头孢菌素类；②有铜绿假单胞菌危险因素者如能口服，则可选用环丙沙星，需要静脉用药时可选择环丙沙星、抗铜绿假单胞菌的β内酰胺类，不加或加用酶抑制剂，同时可加用氨基糖苷类药物；③应根据患者病情的严重程度和临床状况是否稳定选择使用口服或静脉用药，静脉用药3天以上，如病情稳定可以改为口服。

(3)支气管舒张剂：药物同稳定期。短效支气管舒张剂雾化吸入治疗较适用于COPD急性加重期的治疗，对于病情较严重者可考虑静脉滴注茶碱类药物。联合用药的支气管舒张作用更强。

(4)激素：住院的COPD急性加重患者宜在应用支气管舒张剂基础上，口服或静脉滴注激素，激素剂量要权衡疗效及安全性，建议口服泼尼松30～40 mg/d，连续用10～14天后停药，对个别患者视情况逐渐减量至停药；也可以静脉给予甲泼尼龙40～80 mg，每天1次，3～5天后改为口服。

(5)辅助治疗：在监测出入量和血电解质的情况下适当补充液体和电解质，注意维持液体和电解质平衡，注意补充营养，对不能进食者需经胃肠补充要素饮食或给予静脉高营养；对卧床、红细胞增多症或脱水的患者，无论是否有血栓栓塞性疾病史，均需考虑使用肝素或低分子肝素抗凝治疗。此外，还应注意痰液引流，积极排痰治疗（如刺激咳嗽、叩击胸部、体位引流和湿化气道等），识别及治疗合并症（如冠状动脉粥样硬化、糖尿病和高血压等）及其并发症（如休克、弥散性血管内凝血和上消化道出血等）。

(6)机械通气：可通过无创或有创方式实施机械通气，在此条件下，通过药物治疗消除 COPD 急性加重的原因，使急性呼吸衰竭得到逆转。进行机械通气的患者应有动脉血气监测。

无创通气：COPD 急性加重期患者应用无创通气可降低 $PaCO_2$，降低呼吸频率、呼吸困难程度，减少呼吸机相关肺炎等并发症和住院时间，更重要的是降低病死率和插管率。①适应证：具有下列至少 1 项。呼吸性酸中毒[动脉血 pH $\leqslant$7.35和/或 $PaCO_2 \geqslant$6.0 kPa(45 mmHg)]；严重呼吸困难且具有呼吸肌疲劳或呼吸功增加的临床征象，或两者皆存在，如使用辅助呼吸肌、腹部矛盾运动或肋间隙凹陷。②禁忌证（符合下列条件之一）：呼吸抑制或停止；心血管系统功能不稳定（低血压、心律失常和心肌梗死）；嗜睡、意识障碍或患者不合作；易发生误吸（吞咽反射异常、严重上消化道出血）；痰液黏稠或有大量气道分泌物；近期曾行面部或胃食管手术；头面部外伤，固有的鼻咽部异常；极度肥胖；严重胃肠胀气。

有创通气：在积极的药物和无创通气治疗后，患者的呼吸衰竭仍进行性恶化，出现危及生命的酸碱失衡和/或意识改变时，宜用有创机械通气治疗，待病情好转后，可根据情况采用无创通气进行序贯治疗，具体应用指征如下。①不能耐受无创通气，或无创通气失败，或存在使用无创通气的禁忌证；②呼吸或心搏骤停；③呼吸暂停导致意识丧失或窒息；④意识模糊、镇静无效的精神运动性躁动；⑤严重误吸；⑥持续性气道分泌物排出困难；⑦心率＜50 次/分且反应迟钝；⑧严重的血流动力学不稳定，补液和血管活性药无效；⑨严重的室性心律失常；⑩危及生命的低氧血症，且患者不能耐受无创通气。

在决定终末期 COPD 患者是否使用机械通气时，还需充分考虑到病情好转的可能性，患者本人及家属的意愿，以及强化治疗条件是否许可。使用最广泛的 3 种通气模式包括同步间歇指令通气（SIMV）、压力支持通气（PSV）和 SIMV 与 PSV 联合模式。由于 COPD 患者广泛存在内源性呼气末正压，导致吸气功耗增加和人-机不协调，因此，可常规加用适度的外源性呼气末正压，压力为内源性呼气末正压的 70%～80%。

第三章　心血管内科

第一节　扩张型心肌病

扩张型心肌病(DCM)是以一侧或双侧心腔扩大,收缩性心力衰竭为主要特征的一组疾病。病因不明者称为原发性扩张型心肌病,由于主要表现为充血性心力衰竭,以往又被称为充血性心肌病,该病常伴心律失常。

一、病因

(一)遗传因素

遗传因素包括单基因遗传和基因多态性。前者包括显性和隐性两种,根据基因所在的染色体进一步分为常染色体和性染色体两类。致病基因已经清楚者归为家族性心肌病,未清楚而又有希望的基因是编码 *dystrophin* 和 *cardiotrophin-1* 的基因。基因多态性目前以 ACE 的 DD 型研究较多,但与原发性扩张型心肌病的关系尚有待进一步证实。

(二)病毒感染

主要是柯萨奇病毒,此外尚有巨细胞病毒、腺病毒(小儿多见)和埃柯病毒等。以柯萨奇病毒研究较多。病毒除直接引起心肌细胞损伤外,尚可通过免疫反应,包括细胞因子和抗体损伤心肌细胞。

(三)免疫障碍

免疫障碍分两大部分:一是引起机体抵抗力下降,机体易于感染,尤其是嗜心肌病毒如柯萨奇病毒感染;二是以心肌为攻击靶位的自身免疫损伤,目前已知的有抗 β-受体抗体,抗 M-受体抗体,抗线粒体抗体,抗心肌细胞膜抗体,抗

ADP/ATP 载体蛋白抗体等。有些抗体具强烈干扰心肌细胞功能作用，如抗β-受体抗体的儿茶酚胺样作用较去甲肾上腺素强 100 倍以上，抗ADP/ATP抗体严重干扰心肌能量代谢等。

(四)其他

某些营养物质、毒物的作用或叠加作用应注意。

二、病理及病理生理

(一)大体解剖

心腔大、室壁相对较薄、附壁血栓，瓣膜及冠状动脉正常，随着病情发展，心腔逐渐变为球形。

(二)组织病理

心肌细胞肥大、变长、变性坏死、间质纤维化。组化染色(抗淋巴细胞抗体)淋巴细胞计数增多，约 46%符合 Dallas 心肌炎诊断标准。

(三)细胞病理(超微结构)

(1)收缩单位变少，排列紊乱。

(2)线粒体增多变性，细胞化学染色示线粒体嵴排列紊乱、脱失及融合；线粒体分布异常，膜下及核周分布增多，而肌纤维间分布减少。

(3)脂褐素增多。

(4)严重者心肌细胞空泡变性，脂滴增加。

在上述病理改变的基础上，原发扩张型心肌病的病理生理特点可用一句话概括：收缩功能障碍为主，继发舒张功能障碍。扩张型心肌病的可能发生机制如图 3-1 所示。

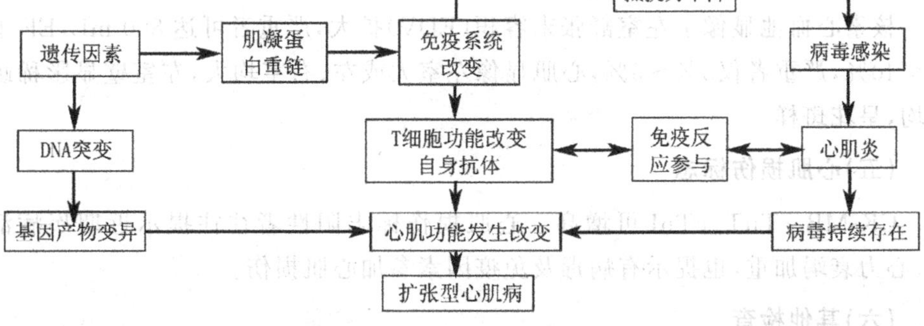

图 3-1　扩张型心肌病发病机制

三、临床表现

(1)充血性心力衰竭的临床表现。

(2)心律失常:快速、缓慢心律失常及各种传导阻滞,以室内阻滞较有特点。

(3)栓塞:以肺栓塞多见。绝大部分是细小动脉多次反复栓塞,表现为少量咯血或痰中带血,肺动脉高压等。周围动脉栓塞在国内较少见,可表现为脑、脾、肾、肠系膜动脉及肢体动脉栓塞。有栓塞者预后一般较差。

四、辅助检查

(一)超声心动图检查

房室腔内径扩大,瓣膜正常,室壁搏动减弱、呈"大腔小口"样改变是其特点。早期仅左室和左房大,晚期全心大。可伴二、三尖瓣功能性反流,很少见附壁血栓。

(二)ECG 检查

QRS 可表现为电压正常、增高(心室大)和减低。有室内阻滞者 QRS 增宽。可见病理性Q 波,多见于侧壁和高侧壁。左室极度扩大者,胸前导联 R 波呈马鞍形改变,即 V_3、V_4 呈 rS,$V_{1R}>V_{2R}$,$V_{5R}>V_{4R}>V_{3R}$。可见继发 ST-T 改变。有各种心律失常,常见的有室性期前收缩、室性心动过速、房室传导阻滞、室内传导阻滞、心房颤动、心房扑动等。

(三)X 线检查

普大心影,早期肺淤血明显,晚期由于肺动脉高压和/或右心衰竭,肺野透亮度可增加,肺淤血不明显,左、右室同时衰竭者肺淤血也可不明显。伴有心力衰竭者常有胸腔积液,以右侧或双侧多见,单左侧胸腔积液十分少见。

(四)SPECT 检查

核素心血池显像示左室舒张末容积(EDV)扩大,严重者可达 800 mL,EF 下降<40%,严重者仅3%~5%,心肌显像左室大或左、右室均大,左室壁显影稀疏不均,呈花斑样。

(五)心肌损伤标志

CK-MB、cTnT、cTnI 可增高。心肌损伤标志阳性者往往提示近期疾病活动、心力衰竭加重,也提示有病毒及免疫因素参加心肌损伤。

(六)其他检查

包括肝功能、肾功能、血常规、电解质、血沉异常等。

五、诊断及鉴别诊断

原发性扩张型心肌病目前尚未确立被广泛认可的诊断标准。可采用下列顺序：①心脏肥大，心率快，奔马律等心力衰竭表现；②EF＜40％（UCG、SPECT、LVG）；③超声心动图表现为“大腔小口”样改变，左室舒张末内径指数≥27 mm/m^2，瓣膜正常；④SPECT 示 EDV 增大，心肌显像呈花斑样改变；⑤以上表现用其他原因不能解释，即除外继发性心脏损伤。在临床上遇到难以解释的充血性心力衰竭首先应想到本病，通过病史询问、查体及上述检查符合①～④，且仍未找到可解释的原因即可诊断本病。

鉴别诊断：①应与所有引起心脏普大的原因鉴别；②ECG 有病理性 Q 波者应与陈旧性心梗鉴别。

六、治疗

与心力衰竭治疗基本相同，但强调的是β受体阻滞剂及保护心肌药物（如辅酶 Q_{10}、B 族维生素）的应用见心力衰竭。

第二节 肥厚型心肌病

肥厚型心肌病是指心室壁明显肥厚而又不能用血流动力学负荷解释，或无引起心室肥厚原因的一组疾病。肥厚可发生在心室壁的任何部位，可以是对称性，也可以是非对称性，室间隔、左室游离壁及心尖部较多见，右室壁罕见。根据有无左室内梗阻，可分为梗阻性和非梗阻性。根据梗阻部位又可分为左心室中部梗阻和左室流出道梗阻，后者又称为特发性肥厚型主动脉瓣下狭窄，以室间隔明显肥厚，左室流出道梗阻为其特点，此种类型约占肥厚型心肌病的 1/4。

一、病因

本病 30％～40％有明确家族史，余为散发。梗阻性肥厚型心肌病有家族史者更多见，可高达 60％左右。目前认为系常染色体显性遗传疾病，收缩蛋白基因突变是主要的致病因素。儿茶酚胺代谢异常、高血压和高强度体力活动可能是本病的促进因素。

二、病理生理

收缩功能正常乃至增强，舒张功能障碍为其共同特点。梗阻性肥厚型心肌病在心室和主动脉之间可出现压力阶差，在心室容量和外周阻力减小、心脏收缩加强时压力阶差增大。

三、临床表现

与发病年龄有关，发病年龄越早，临床表现越严重。部分可无任何临床表现，仅在体检或尸检时才可发现。心悸、劳力性呼吸困难、心绞痛、劳力性晕厥、猝死是常见的临床表现。目前认为，晕厥及猝死的主要原因是室性心律失常，剧烈活动是其常见诱因。心脏查体可见心界轻度扩大，有病理性第四心音。晚期由于心房扩大，可发生心房颤动。也有少数演变为扩张型心肌病者，出现相应的体征。梗阻性肥厚型心肌病可在胸骨左缘第3～4肋间和心尖区听到粗糙混合性杂音，该杂音既具喷射性杂音的性质，亦有反流性杂音的特点。目前认为，该杂音系不对称肥厚的室间隔造成左室流出道梗阻，血液高速流过狭窄的左室流出道，由于Venturi效应（流体的流速越快，压力越低）将二尖瓣前叶吸引至室间隔，加重梗阻，同时造成二尖瓣关闭不全所造成的。该杂音受心肌收缩力、左心室容量和外周阻力影响明显。凡能增加心肌收缩力、减少左心室容量和外周阻力的因素均可使杂音加强，反之则减弱。如含服硝酸甘油片或体力活动使左室容量减少或增加心肌收缩力，均可使杂音增强，使用β-受体阻滞剂或下蹲位，使心肌收缩力减弱或左室容量增加，则均可使杂音减弱。

四、辅助检查

（一）心电图检查

最常见的表现为左心室肥大和继发性ST-T改变，病理性Q波亦较常见，多出现在Ⅱ、Ⅲ、aVF、aVL、V_5、V_6 导联，偶有 V_{1R} 增高。上述改变可出现在超声心动图发现室壁肥厚之前，其机制不清。以 V_3、V_4 为中心的巨大倒置T波是心尖肥厚型心肌病的常见心电图表现。此外，尚有室内阻滞、心房颤动及期前收缩等表现。

（二）超声心动图检查

对本病具诊断意义，且可以确定肥厚的部位。梗阻性肥厚型心肌病室间隔厚度与左室后壁之比≥1.3（图3-2A，B，D）；室间隔肥厚部分向左室流出道突出，二尖瓣前叶在收缩期前向运动（SAM）（图3-2C）。主动脉瓣在收缩期呈半开放状态。二尖瓣多普勒超声血流图示A峰>E峰，提示舒张功能低下。

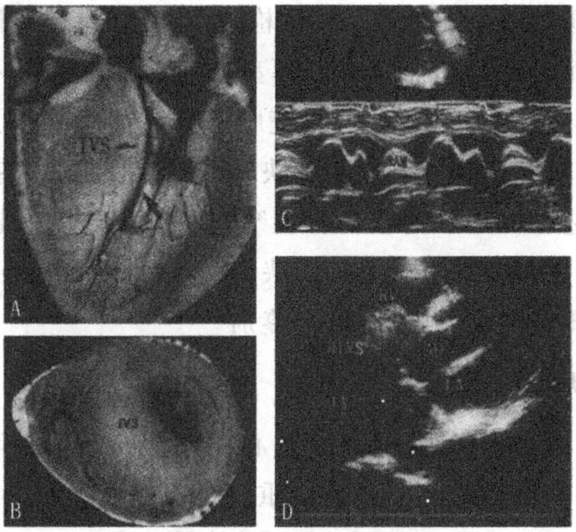

图 3-2 肥厚型心肌病

A.心脏纵切面观，室间隔厚度与之比＞1.3；B.梗阻性肥厚心肌病横断面；C.梗阻性肥厚心肌病 M 超声心动图 SAM 征；D.左室游离壁梗阻性肥厚心肌病B 型超声心动图HIVS 征象，HIVS：室间隔肥厚 RV：右心室，LV：左心室，IVS：室间隔，AO：主动脉 LVPW：左室后壁，SAM：收缩期前向运动

（三）心导管检查和心血管造影

左室舒张末压升高，左室腔与左室流出道压力阶差＞2.7 kPa(20 mmHg)者则可诊断梗阻存在。Brockenbrough 现象为梗阻性肥厚型心肌病的特异性表现。该现象系指具完全代偿期间的室性期前收缩后心搏增强、心室内压增高而主动脉内压降低的反常现象。这是由于心搏增强加重左室流出道梗阻造成。心室造影显示左室腔变形，呈香蕉状（室间隔肥厚）、舌状或黑桃状（心尖肥厚）。冠状动脉造影多为正常，供血肥厚区域的冠状动脉分支常较粗大。

（四）同位素心肌显像

可显示肥厚的心室壁及室壁显影稀疏，提示心肌代谢异常。此与心脏淀粉样变性心室壁厚而显影密度增高相鉴别。

（五）心肌 MRI

可显示心室壁肥厚和心腔变形。

（六）心内膜心肌活检（病理改变）

心肌细胞肥大、畸形、排列紊乱。

五、诊断及鉴别诊断

临床症状、体征及心电图可提供重要的诊断线索。诊断主要依靠超声心动图、同位素心肌显像、心脏MRI等影像学检查，心导管检查对梗阻性肥厚型心肌病亦具诊断意义，而X线心脏拍片对肥厚型心肌病诊断帮助不大。心绞痛及心电图ST-T改变需与冠心病鉴别。心室壁肥厚需与负荷过重引起的室壁肥厚及心脏淀粉样变性室壁肥厚鉴别。冠心病缺乏肥厚型心肌病心室壁肥厚的影像特征，通过冠状动脉造影可显示冠状动脉狭窄。后负荷过重引起的心室壁肥厚可查出后负荷过重疾病，如高血压、主动脉狭窄、主动脉缩窄等；心脏淀粉样变性心室壁肥厚时，心电图表现为低电压，可资鉴别。

六、治疗及预后

基本治疗原则为改善舒张功能，防止心律失常的发生。可用β受体阻滞剂及主要作用于心脏的钙通道阻滞剂。对重症梗阻性肥厚型心肌病[左室腔与左室流出道压力阶差≥8.0 kPa(60 mmHg)]患者可安装DDD型起搏器，室间隔化学消融及手术切除肥厚的室间隔心肌等方法治疗。本病的预后因人而异。一般而言，发病年龄越早，预后越差。成人多死于猝死，小儿多死于心力衰竭，其次是猝死。家族史阳性者猝死率较高。应指导患者避免剧烈运动、减重及屏气，以减少猝死发生。

第三节　限制型心肌病

限制型心肌病(restrictive cardiomyopathy，RCM)以一侧或双侧心室充盈受限和舒张期容量降低为特征，收缩功能和室壁厚度正常或接近正常，可见间质纤维化。其病因为特发性、心肌淀粉样变性、心内膜病变伴或不伴嗜酸性粒细胞增多症。无论在西方国家或我国，RCM都是少见的。男女之比为3∶1，发病年龄多在15～50岁。

一、病因

RCM的病因目前仍未阐明，可能与非化脓性感染、体液免疫反应异常、变态反应和营养代谢不良等有关。最近报道本病可以呈家族性发病，可伴有骨骼肌疾病和房室传导阻滞。心肌淀粉样变性是继发性限制型心肌病的常见原因。

二、病理

在疾病早期阶段，心肌活检可见心内膜增厚，内膜下心肌细胞排列紊乱、间质纤维化。随着病情的进展,患者的心内膜明显增厚,外观呈珍珠样白色,质地较硬,致使心室壁轻度增厚。这种损害首先累及心尖部,继而向心室流出道蔓延,可伴有心室内附壁血栓形成。患者心脏的心室腔可无增大,心房增大与心室顺应性降低有关。冠状动脉很少受累。在病变发展到严重阶段,心内膜增厚和间质纤维化显著,组织学变化为非特异性。

三、临床表现

临床表现可分为左心室型、右心室型和混合型,以左心室型最常见。在早期阶段,患者可无症状,随着病情进展出现运动耐量降低、倦怠、乏力、劳力性呼吸困难和胸痛等症状,这主要是由 RCM 患者心排血量不能随着心率加快而增加所致。左心室型早期可出现左心功能不全的表现,如易疲劳、呼吸困难、咳嗽及肺部湿性啰音等。右心室型及混合型则以右心功能不全为主,如颈静脉曲张、吸气时颈静脉压增高(Kussmaul 征)、肝大、腹水、下肢或全身水肿。心脏可闻及第三心音奔马律。当二尖瓣或三尖瓣受累时,可出现相应部位的收缩期反流性杂音,心房压力增高和心房扩大可导致心房颤动。发生栓塞者并非少见。此外,血压常偏低,脉压小。除有心力衰竭和栓塞表现外,可发生猝死。

四、辅助检查

(一)心电图

ST 段及 T 波非特异性改变。部分患者可见 QRS 波群低电压、病理性 Q 波、束支传导阻滞、心房颤动和病窦综合征等心律失常。

(二)胸部 X 线片

心影正常或轻中度增大,可有肺淤血表现,偶见心内膜钙化影。

(三)超声心动图

心室壁增厚和重量增加,心室腔大致正常,心房扩大。约 1/3 的病例有少量心包积液。较严重的病例可有附壁血栓形成。Doppler 心动图的典型表现是舒张期快速充盈随之突然终止。

(四)心导管检查

心房压力曲线出现右心房压升高和快速的 Y 下陷;左心充盈压高于右心充盈压;心室压力曲线上表现为舒张早期下降和中晚期高原波;肺动脉高压。

(五)心内膜心肌活检

右心室活检可证实嗜酸性粒细胞增多症患者的心内膜心肌损害,对心内膜弹力纤维增生症和原发性限制型心肌病的组织学诊断具有重要价值。

五、诊断和鉴别诊断

RCM临床诊断比较困难。对于出现倦怠、乏力、劳力性呼吸困难、胸痛、腹水、水肿等症状，心室没有明显扩大而心房扩大的患者，应考虑本病。心内膜心肌活检有助于确定限制型心肌病，属原发性和继发性。本病主要与缩窄性心包炎鉴别诊断。

六、治疗

限制型心肌病缺乏特异性治疗方法，其治疗原则包括缓解临床症状，改善心脏舒张功能，纠正心力衰竭，针对原发病的治疗。

(一)对症治疗

1.改善心室舒张功能

钙通道阻滞剂可以防止心肌细胞钙超负荷引起的细胞僵直，改善心室舒张期顺应性，降低心室舒张末压，从而改善心室舒张功能。可试用地尔硫䓬30 mg，每天3次；或氨氯地平5 mg，每天1次；或尼群地平10 mg，每天2次。

β受体阻滞药能减慢心率，延长心室充盈时间，减少心肌耗氧量，降低室壁张力，从而有利于改善心室舒张功能。美托洛尔从小剂量开始(6.25 mg，每天2次)，酌情逐渐增加剂量。

ACEI可以常规应用，如卡托普利12.5 mg，每天2次；培哚普利4 mg，每天1次；或贝那普利5～10 mg，每天1次。

利尿药能有效地降低心脏前负荷，减轻肺循环和体循环淤血，降低心室充盈压，改善患者气急和易疲乏等症状。

2.洋地黄类药物

对于伴有快速性房颤或心力衰竭的患者，可选用洋地黄制剂，使用时必须小剂量和谨慎观察。

3.抗心律失常治疗

发生房颤者较常见，可选用胺碘酮转复和维持心律。对于严重的缓慢性心律失常患者，可置入永久性心脏起搏器。

4.抗凝治疗

为防止血栓形成，应给予阿司匹林抗血小板药物治疗。心腔内附壁血栓形成者，应尽早给予华法林或肝素治疗。

(二)特殊治疗

对嗜酸性粒细胞增多症及其引起的心内膜心肌病变,皮质激素(泼尼松)和羟基脲或其他细胞毒性药物,能有效地减少嗜酸性粒细胞,阻止内膜心肌纤维化进展。最近报道,联合应用左旋苯丙氨酸氮芥、泼尼松和秋水仙碱对淀粉样变性有一定疗效,心、肾功能损害较小。

(三)手术治疗

对严重的内膜心肌纤维化,可考虑实施心内膜剥脱术,切除纤维性心内膜。伴有瓣膜反流者,可行人工瓣膜置换术。对于附壁血栓者,行血栓切除术。

七、预后

本病预后不良。有报道认为,手术后难治性心力衰竭可显著好转,术后随访2～7年未见纤维化病变复发。

第四节　急性病毒性心肌炎

急性病毒性心肌炎是指嗜心性病毒感染引起的,以心肌非特异性间质性炎症为主,伴有心肌细胞变性、溶解或坏死病变的心肌炎。病变可累及心脏传导和起搏系统,亦可累及心包膜。临床上以肠道病毒(如柯萨奇病毒B组2、4两型最多见,其次为5、3、1型及A组的1、4、9、16、23型,艾柯病毒和脊髓灰质炎病毒等)和流感病毒较为常见。此外,麻疹、腮腺炎、乙型脑炎、肝炎和巨细胞病毒等也可引起心肌炎。

一、发病机制

病毒如何引起心肌损伤的机制迄今尚未阐明,可能途径包括以下2种。

(一)病毒直接侵犯心肌

病毒感染后可引起病毒血症,经血流直接侵犯心肌,导致心肌纤维溶解、坏死、水肿及炎性细胞浸润。有人认为,急性暴发性病毒性心肌炎和病毒感染后1～4周内猝死者,病毒直接侵犯心肌可能是主要的发病机制。

(二)免疫变态反应

对于大多数病毒性心肌炎,尤其是慢性心肌炎,目前认为主要是通过免疫变态反应而致病。参与免疫反应可能是病毒本身，也可能是病毒-心肌抗体复合物。既有体液免疫参与，又有细胞免疫参与。此外，患者免疫功能低下在发病中也起重要作用。

二、诊断

(一)临床表现特点

(1)起病前1～3周常有上呼吸道或消化道感染史。

(2)心脏受累表现：心悸、气促、心前区疼痛等。体检：轻者心浊音界不扩大，重者心浊音界扩大，心率增快且与体温升高不相称，可出现舒张期奔马律，心律失常以频发期前收缩多见，亦可表现为房室传导阻滞，以至出现心动过缓、心尖区第一心音低钝。可闻及收缩期吹风样杂音。重症患者可短期内出现心力衰竭或心源性休克，少数因严重心律失常而猝死。

(3)老幼均可发病，但以儿童和年轻人较易发病。

(二)实验室检查及其他辅助检查特点

(1)心电图常有各种心律失常表现，以心室性期前收缩最常见，其次为房室传导阻滞、束支及室内阻滞、心动过速等。心肌损害可表现为ST段降低、T波低平或倒置、Q-T间期延长等。暴发性病毒性心肌炎可有异常Q波、阵发性室性心动过速、高度房室传导阻滞，甚至心室颤动等。心电图改变对心肌炎的诊断并无特异性。

(2)血清酶学检查可有CK及其同工酶(CK-MB)、AST或LDH及其同工酶(LDH1)增高。

(3)X线、超声心动图检查示心脏轻至中度增大，搏动减弱，有时可伴有心包积液，此时称心肌心包炎。

(4)血白细胞可轻至中度增多，血沉加速。

(5)从咽拭、尿、粪、血液及心包穿刺液中分离出病毒，且在恢复期血清中同型病毒抗体滴度较初期或急性期(第一份)血清升高或下降4倍以上，可认为是近期有病毒感染。

诊断病毒性心肌炎必须排除可能引起心肌损害的其他疾病，如风湿性心肌炎、中毒性心肌炎、结缔组织和代谢性疾病、原发性心肌病等。

三、治疗

目前，对急性病毒性心肌炎尚缺乏特异性治疗方法，但多数患者经过一段时

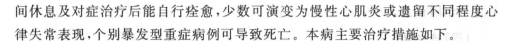

间休息及对症治疗后能自行痊愈,少数可演变为慢性心肌炎或遗留不同程度心律失常表现,个别暴发型重症病例可导致死亡。本病主要治疗措施如下。

(一)充分休息,防止过劳

本病一旦确诊,应卧床休息,进食易消化和富含维生素、蛋白质的食物。充分休息在急性期应列为主要治疗措施之一。早期不重视卧床休息,可能会导致心脏进行性增大和带来较多的后遗症,一般需休息3个月左右。心脏已经扩大或曾出现过心功能不全者应延长至半年,直至心脏不再缩小、心功能不全症状消失后,在密切观察下逐渐增加活动量,恢复期仍应适当限制活动3~6个月。

(二)酌情应用改善心肌细胞营养与代谢的药物

辅酶A 50~100 U或肌苷200~400 mg,每天1~2次,肌内注射或静脉注射;细胞色素C 15~30 mg,每天1~2次,静脉注射,该药应先皮试,无过敏者才能注射。ATP或三磷酸胞苷(CTP)20~40 mg,每天1~2次,肌内注射,前者尚有口服或静脉制剂,剂量相同。辅酶Q_{10},每天30~60 mg,口服;或10 mg,每天2次,肌内注射及静脉注射。FDP 5~10 g,每天1~2次,静脉滴注,对重症病毒性心肌炎可能有效。一般情况下,上述药物视病情可适当搭配或联合应用2或3种即可,10~14天为1个疗程。此外,极化液疗法:氯化钾1.0~1.5 g、普通胰岛素8~12 U,加入10%葡萄糖液500 mL内,每天1次,静脉滴注,尤适用于频发室性期前收缩者。在极化液基础上再加入25%硫酸镁5~10 mL,对快速型心律失常疗效更佳,7~14天为1个疗程。大剂量维生素C,每天5~10 g静脉滴注及丹参酮注射液40~80 mg,分2次加入50%葡萄糖液20 mL内静脉注射或稀释后静脉滴注,连用2周,也有一定疗效。

(三)肾上腺皮质激素

激素有抑制炎性反应、降低血管通透性、减轻组织水肿及抗过敏作用,但可抑制免疫反应和干扰素的合成、促进病毒繁殖和炎症扩散、加重心肌损害,因此应用激素有利有弊。为此,多数学者主张病毒性心肌炎急性期,尤其是最初2周内,病情并非危重者不用激素。但短期内心脏急剧增大、高热不退、急性心力衰竭、严重心律失常、休克、全身中毒症状严重合并多脏器损害或高度房室传导阻滞者,可使用地塞米松,每天10~30 mg,分次静脉注射,或用氢化可的松,每天200~300 mg,静脉滴注,连用3~7天,待病情改善后改口服,并迅速减量至停药,一般疗程不宜超过2周。若用药1周仍无效,则停用。激素对重症病毒性心肌炎有效,其可能原因与抑制了心肌炎症、水肿,消除过度、强烈的免疫反应和减轻毒素作用有关。

(四)抗生素

急性病毒性心肌炎可使用广谱抗生素，如氨苄西林、头孢菌素等，以防止继发性细菌感染，因后者常是诱发病毒感染的条件，特别是流感、柯萨奇及腮腺炎病毒感染，且可加重病毒性心肌炎的病情。

(五)抗病毒药物

疗效不肯定，因为病毒性心肌炎主要是免疫反应的结果。即使是由于病毒直接侵犯所致，但抗病毒药物能否进入心肌细胞内杀灭病毒也尚有疑问。流感病毒所致心肌炎可试用吗啉胍(ABOB)100～200 mg，每天3次；金刚烷胺100 mg，每天2次。疱疹病毒性心肌炎可试用阿糖胞苷和利巴韦林(三氮唑核苷)，前者剂量为每天50～100 mg，静脉滴注，连用1周；后者为100 mg，每天3次，视病情连用数天至1周，必要时亦可静脉滴注，剂量为每天300 mg。此外，中草药如板蓝根、连翘、大青叶、黄连、黄芩、虎杖等也具抗病毒作用。

(六)免疫调节剂

(1)人白细胞干扰素(1.5～2.5)×10^4 U，每天1次，肌内注射，7～10天为1个疗程，间隔2～3天，视病情可再用1～2个疗程。

(2)应用基因工程制成的干扰素10×10^5 U，每天1次，肌内注射，2周为1个疗程。

(3)聚肌胞每天1～2 mg，每2～3天1次，肌内注射，2～3个月为1个疗程。

(4)简化胸腺素10 mg，每天肌内注射1次，共3个月，以后改为10 mg，隔天肌内注射1次，共半年。

(5)免疫核糖核酸(IRNA)3 mg，每2周1次，皮下注射或肌内注射，共3个月，以后每月肌内注射3 mg，连续6～12个月。

(6)转移因子(TF)1 mg，加盐水2 mL，每周1～2次，于上臂内侧或两侧腋部皮下或臀部肌内注射。

(7)黄芪有抗病毒及调节免疫功能，对干扰素系统有激活作用，在淋巴细胞中可诱生γ干扰素，还能改善内皮细胞生长及正性肌力作用，可口服、肌内注射或静脉内给药。用量为黄芪口服液(每支含生黄芪15 g)1支，每天2次，口服；或黄芪注射液(每支含生黄芪4 g/2 mL)2支，每天1～2次，肌内注射；或在5%葡萄糖液500 mL内加黄芪注射液4～5支，每天1次，3周为1个疗程。

(七)纠正心律失常

基本上按一般心律失常治疗。对于室性期前收缩、快速型心房颤动可用胺碘酮0.2 g,每天3次,1～2周后或有效后改为每天0.1～0.2 g维持。阵发性室性心动过速、心室扑动或颤动,应尽早采用直流电电击复律,亦可迅速静脉注射利多卡因50～100 mg,必要时隔5～10分钟后再注,有效后静脉滴注维持24～72小时。心动过缓可用阿托品治疗,也可加用激素。对于莫氏Ⅱ型和三度房室传导阻滞,尤其有脑供血不足表现或有阿-斯综合征发作者,应及时安置人工心脏起搏器。

(八)心力衰竭和休克的防治

重症急性病毒性心肌炎可并发心力衰竭或休克。有心力衰竭者应给予低盐饮食、供氧,视病情缓急可选用口服或静脉注射洋地黄类制剂,但剂量应控制在常规负荷量的1/2～2/3,必要时可并用利尿剂、血管扩张剂和非洋地黄类正性肌力药物,同时注意水、电解质平衡。

第五节 感染性心内膜炎

感染性心内膜炎(IE)为心脏内膜表面微生物感染导致的炎症反应。感染性心内膜炎最常累及的部位是心脏瓣膜,包括自体瓣膜和人工瓣膜,也可累及心房或心室的内膜面。近年来随着诊断及治疗技术的进步,感染性心内膜炎的致死率和致残率显著下降,但诊断或治疗不及时的患者,病死率仍然很高。

一、流行病学

由于疾病自身的特点及诊断的特殊性,很难对感染性心内膜炎进行记录或前瞻性研究,没有准确的患病率数字。每年的发病率为(1.9～6.2)/10万。近年来,随着人口老龄化、抗生素滥用、先天性心脏病存活年龄延长以及心导管和外科手术患者的增多,感染性心内膜炎的发病率呈增加的趋势。

二、病因与诱因

(一)患者因素

1.瓣膜性心脏病

瓣膜性心脏病是感染性心内膜炎最常见的基础病。近年来,随着风湿性心

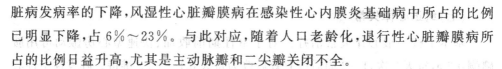

脏病发病率的下降，风湿性心脏瓣膜病在感染性心内膜炎基础病中所占的比例已明显下降，占6%～23%。与此对应，随着人口老龄化，退行性心脏瓣膜病所占的比例日益升高，尤其是主动脉瓣和二尖瓣关闭不全。

2.先天性心脏病

由于介入封堵和外科手术技术的进步，成人先天性心脏病患者越来越多，在此基础上发生的感染性心内膜炎也较前增加，室间隔缺损、法洛四联症和主动脉缩窄是最常见的原因。主动脉瓣二叶钙化也是诱发感染性心内膜炎的重要危险因素。

3.人工瓣膜

人工瓣膜置换者发生感染性心内膜炎的危险是自体瓣膜的5～10倍，术后6个月内危险性最高，之后维持在较低的水平。

4.既往感染性心内膜炎病史

既往感染性心内膜炎病史是再次感染的明确危险因素。

5.近期接受可能引起菌血症的诊疗操作

各种经口腔(如拔牙)、气管、食管、胆管、尿道或阴道的诊疗操作及血液透析等，均是感染性心内膜炎的诱发因素。

6.体内存在促非细菌性血栓性赘生物形成的因素

如白血病、肝硬化、癌症、炎性肠病和系统性红斑狼疮等可导致血液高凝状态的疾病，也可增加感染性心内膜炎的危险。

7.自身免疫缺陷

自身免疫缺陷包括体液免疫缺陷和细胞免疫缺陷，如HIV。

8.静脉药物滥用

静脉药物滥用者发生感染性心内膜炎的危险可升高12倍。赘生物常位于血流从高压腔经病变瓣口或先天缺损至低压腔产生高速射流和湍流的下游，如二尖瓣关闭不全的瓣叶心房面、主动脉瓣关闭不全的瓣叶心室面和室间隔缺损的间隔右心室侧，可能与这些部位的压力下降及内膜灌注减少，有利于微生物沉积和生长有关。高速射流冲击心脏或大血管内膜可致局部损伤，如二尖瓣反流面对的左心房壁、主动脉瓣反流面对的二尖瓣前叶腱索和乳头肌及动脉导管未闭射流面对的肺动脉壁，也容易发生感染性心内膜炎。在压差较小的部位，如房间隔缺损、大室间隔缺损、血流缓慢(如心房颤动或心力衰竭)及瓣膜狭窄的患者，则较少发生感染性心内膜炎。

(二)病原微生物

近年来,导致感染性心内膜炎的病原微生物谱也发生了显著变化。金黄色葡萄球菌感染明显增多,同时也是静脉药物滥用患者的主要致病菌;而草绿色链球菌感染明显减少。凝固酶阴性的葡萄球菌以往是自体瓣膜心内膜炎的次要致病菌,现在是人工瓣膜心内膜炎和院内感染性心内膜炎的重要致病菌。此外,铜绿假单胞菌、革兰阴性杆菌及真菌等以往较少见的病原微生物,也日渐增多。

三、病理

感染性心内膜炎特征性的病理表现是在病变处形成赘生物,由血小板、纤维蛋白、病原微生物、炎性细胞和少量坏死组织构成,病原微生物常包裹在赘生物内部。

(一)心脏局部表现

1.赘生物本身的影响

大的赘生物可造成瓣口机械性狭窄,赘生物还可导致瓣膜或瓣周结构破坏,如瓣叶破损、穿孔或腱索断裂,引起瓣膜关闭不全,急性者最终可发生猝死或心力衰竭。人工瓣膜患者还可导致瓣周漏和瓣膜功能不全。

2.感染灶局部扩散

产生瓣环或心肌脓肿、传导组织破坏、乳头肌断裂、室间隔穿孔和化脓性心包炎等。

(二)赘生物脱落造成栓塞

1.右心感染性心内膜炎

右心赘生物脱落可造成肺动脉栓塞、肺炎或肺脓肿。

2.左心感染性心内膜炎

左心赘生物脱落可造成体循环动脉栓塞,如脑动脉、肾动脉、脾动脉、冠状动脉及肠系膜动脉等,导致相应组织的缺血坏死和/或脓肿;还可能导致局部动脉管壁破坏,形成动脉瘤。

(三)菌血症

感染灶持续存在或赘生物内的病原微生物释放入血,形成菌血症或败血症,导致全身感染。

(四)自身免疫反应

病原菌长期释放抗原入血,可激活自身免疫反应,形成免疫复合物,沉积在

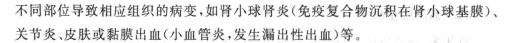

不同部位导致相应组织的病变，如肾小球肾炎（免疫复合物沉积在肾小球基膜）、关节炎、皮肤或黏膜出血（小血管炎，发生漏出性出血）等。

四、分类

既往习惯按病程分类，目前更倾向于按疾病的活动状态、诊断类型、瓣膜类型、解剖部位和病原微生物进行分类。

（一）按病程分类

分为急性感染性心内膜炎（病程＜6周）和亚急性感染性心内膜炎（病程＞6周）。急性感染性心内膜炎多发生在正常心瓣膜，起病急骤，病情凶险，预后不佳，有发生猝死的危险；病原微生物以金黄色葡萄球菌为主，细菌毒力强，菌血症症状明显，赘生物容易碎裂或脱落。亚急性感染性心内膜炎多发生在有基础病的心瓣膜，起病隐匿，经积极治疗预后较好；病原微生物主要是条件性致病菌，如溶血性链球菌、凝固酶阴性的葡萄球菌及革兰阴性杆菌等，这些病原微生物毒力相对较弱，菌血症症状不明显，赘生物碎裂或脱落的比例较急性感染性心内膜炎低。

（二）按疾病的活动状态分类

分为活动期和愈合期，这种分类对外科手术治疗非常重要。活动期包括：术前血培养阳性及发热，术中取血培养阳性，术中发现病变组织形态呈炎症活动状态，或在抗生素疗程完成之前进行手术。术后1年以上再次出现感染性心内膜炎，通常认为是复发。

（三）按诊断类型分类

分为明确诊断、疑似诊断和可能诊断。

（四）按瓣膜类型分类

分为自体瓣膜感染性心内膜炎和人工瓣膜感染性心内膜炎。

（五）按解剖部位分类

分为二尖瓣感染性心内膜炎、主动脉瓣感染性心内膜炎及室壁感染性心内膜炎等。

（六）按病原微生物分类

按照病原微生物血培养结果分为金黄色葡萄球菌性感染性心内膜炎、溶血性链球菌性感染性心内膜炎、真菌性感染性心内膜炎等。

五、临床表现

(一)全身感染中毒表现

发热是IE最常见的症状,除有些老年或心、肾衰竭的重症患者外,几乎均有发热,与病原微生物释放入血有关。亚急性者起病隐匿,体温一般<39 ℃,午后和晚上偏高,可伴有全身不适、肌痛/关节痛、乏力、食欲缺乏或体重减轻等非特异性症状。急性者起病急骤,呈暴发性败血症过程,通常高热伴有寒战。其他全身感染中毒表现还包括脾大、贫血和杵状指,主要见于亚急性者。

(二)心脏表现

心脏的表现主要为新出现杂音或杂音性质、强度较前改变,瓣膜损害导致的新的或增强的杂音通常为关闭不全的杂音,尤以主动脉瓣关闭不全多见。但新出现杂音或杂音改变不是感染性心内膜炎的必备表现。

(三)血管栓塞表现

血管栓塞表现为相应组织的缺血坏死和/或脓肿。

(四)自身免疫反应的表现

自身免疫反应主要表现为肾小球肾炎、关节炎、皮肤或黏膜出血等,非特异性,不常见。皮肤或黏膜的表现具有提示性,包括:①瘀点,可见于任何部位;②指/趾甲下线状出血;③Roth斑,为视网膜的卵圆形出血斑,中心呈白色,多见于亚急性者;④Osler结节,为指/趾垫出现的豌豆大小红色或紫色痛性结节,多见于亚急性者;⑤Janeway损害,为手掌或足底处直径1～4 mm无痛性出血性红斑,多见于急性者。

六、辅助检查

(一)血培养

血培养是明确致病菌最主要的实验室方法,并为抗生素的选择提供可靠的依据。为了提高血培养的阳性率,应注意以下几个环节。

(1)取血频次:多次血培养有助于提高阳性率,建议至少送检3次,每次采血时间间隔至少1小时。

(2)取血量:每次取血5～10 mL,已使用抗生素的患者取血量不宜过多,否则血液中的抗生素不能被培养液稀释。

(3)取血时间:有人建议取血时间以寒战或体温骤升时为佳,但感染性心内膜炎的菌血症是持续的，研究发现，体温与血培养阳性率之间没有显著相关性，因此不需要专门在发热时取血。高热时大部分细菌被吞噬细胞吞噬，反而影响了培养效果。

(4)取血部位：前瞻性研究表明，无论病原微生物是哪一种，静脉血培养阳性率均显著高于动脉血。因此，静脉血培养阴性的患者没有必要再采集动脉血培养。每次取血应更换穿刺部位，皮肤应严格消毒。

(5)培养和分离技术：所有怀疑感染性心内膜炎的患者，应同时做需氧菌培养和厌氧菌培养；人工瓣膜置换术后、长时间留置静脉导管或导尿管及静脉药物滥用患者，应加做真菌培养。结果阴性时应延长培养时间，并使用特殊分离技术。

(6)取血之前已使用抗生素患者的处理：如果临床高度怀疑感染性心内膜炎而患者已使用了抗生素治疗，应谨慎评估，病情允许时可以暂停用药数天后再次培养。

(二)超声心动图

所有临床上怀疑感染性心内膜炎的患者均应接受超声心动图检查，首选经胸超声心动图(TTE)；如果 TTE 结果阴性，而临床高度怀疑感染性心内膜炎，应加做经食管超声心动图(TEE)；TEE 结果阴性，而仍高度怀疑，2～7 天后应重复 TEE 检查。如果是有经验的超声医师，且超声机器性能良好，多次 TEE 检查结果阴性基本可以排除感染性心内膜炎诊断。

超声心动图诊断感染性心内膜炎的主要证据包括赘生物，附着于瓣膜、心腔内膜面或心内植入物的致密回声团块影，可活动，用其他解剖学因素无法解释；脓肿或瘘；新出现的人工瓣膜部分裂开。

临床怀疑感染性心内膜炎的患者，其中约 50%经 TTE 可检出赘生物。在人工瓣膜，TTE 的诊断价值通常不大。TEE 有效弥补了这一不足，其诊断赘生物的敏感度为 88%～100%，特异度达 91%～100%。

(三)其他检查

感染性心内膜炎患者可出现血白细胞计数升高，核左移；血沉及 C 反应蛋白升高；高丙种球蛋白血症，循环中出现免疫复合物，类风湿因子升高，血清补体降低；贫血，血清铁及血清铁结合力下降；尿中出现蛋白和红细胞等。心电图和胸片也可能有相应的变化，但均不具有特异性。

七、诊断和鉴别诊断

(一)诊断

首先应根据患者的临床表现筛选出疑似病例。

1.高度怀疑

(1)新出现杂音或杂音性质、强度较前改变。

(2)来源不明的栓塞事件。

(3)感染源不明的败血症。

(4)血尿、肾小球肾炎或怀疑肾梗死。

(5)发热伴以下任何一项:①心内有植入物;②有感染性心内膜炎的易患因素;③新出现的室性心律失常或传导障碍;④首次出现充血性心力衰竭的临床表现;⑤血培养阳性(为感染性心内膜炎的典型病原微生物);⑥皮肤或黏膜表现;⑦多发或多变的浸润性肺感染;⑧感染源不明的外周(肾、脾和脊柱)脓肿。

2.低度怀疑

发热,不伴有以上任何一项。对于疑似病例应立即进行超声心动图和血培养检查。

1994 年 Durack 及其同事提出了 Duke 标准,给感染性心内膜炎的诊断提供了重要参考。后来经不断完善形成了目前的 Duke 标准修订版,包括 2 项主要标准和 6 项次要标准。具备 2 项主要标准,或 1 项主要标准+3 项次要标准,或 5 项次要标准为明确诊断;具备 1 项主要标准+1 项次要标准,或 3 项次要标准为疑似诊断。

(1)主要标准包括:①血培养阳性,2 次血培养结果一致,均为典型的感染性心内膜炎病原微生物如溶血性链球菌、牛链球菌、HACEK 菌、无原发灶的社区获得性金黄色葡萄球菌或肠球菌。连续多次血培养阳性,且为同一病原微生物,这种情况包括:至少 2 次血培养阳性,且间隔时间>12 小时;3 次血培养均阳性或≥4 次血培养中的多数均阳性,且首次与末次血培养间隔时间至少 1 小时。②心内膜受累证据,超声心动图阳性发现赘生物:附着于瓣膜、心腔内膜面或心内植入物的致密回声团块区域,可活动,用其他解剖学因素无法解释;脓肿或瘘;新出现的人工瓣膜部分裂开。

(2)次要标准包括:①存在易患因素,如基础心脏病或静脉药物滥用。②发热,体温>38 ℃。③血管栓塞表现,主要动脉栓塞,感染性肺梗死,真菌性动脉瘤,颅内出血,结膜出血及 Janeway 损害。④自身免疫反应的表现,肾小球肾炎、

Osler 结节、Roth 斑及类风湿因子阳性。⑤病原微生物证据，血培养阳性，但不符合主要标准；或有感染性心内膜炎病原微生物的血清学证据。⑥超声心动图证据，超声心动图符合感染性心内膜炎表现，但不符合主要标准。

（二）鉴别诊断

感染性心内膜炎需要和以下疾病鉴别，包括心脏肿瘤、系统性红斑狼疮、Marantic 心内膜炎、抗磷脂综合征、类癌综合征、高心排量肾细胞癌、血栓性血小板减少性紫癜及败血症等。

八、治疗

（一）治疗原则

（1）早期应用：连续采集 3～5 次血培养后即可开始经验性治疗，不必等待血培养结果。对于病情平稳的患者可延迟治疗 24～48 小时，对预后没有影响。

（2）充分用药：使用杀菌性而非抑菌性抗生素，大剂量，长疗程，旨在完全杀灭隐藏在赘生物内的病原微生物。

（3）静脉给药为主：保持较高的血药浓度。

（4）病原微生物不明确的经验性治疗：急性者首选对金黄色葡萄球菌、链球菌和革兰阴性杆菌均有效的广谱抗生素，亚急性者首选对大多数链球菌（包括肠球菌）有效的广谱抗生素。

（5）病原微生物明确的针对性治疗：应根据药物敏感试验的结果选择针对性的抗生素，有条件时应测定最小抑菌浓度（MIC）以判定病原微生物对抗生素的敏感程度。

（6）部分患者需要外科手术治疗。

（二）病原微生物不明确的经验性治疗

治疗应基于临床及病原学证据。病原微生物未明确的患者，如果病情平稳，可在血培养 3～5 次后立即开始经验性治疗；如果过去的 8 天内患者已使用了抗生素治疗，可在病情允许的情况下延迟 24～48 小时再进行血培养，然后采取经验性治疗。欧洲心脏协会（ESC）指南推荐的方案以万古霉素和庆大霉素为基础（表 3-1）。我国庆大霉素的耐药率较高，而且庆大霉素的肾毒性大，多选用阿米卡星（丁胺卡那霉素）替代庆大霉素，0.4～0.6 g 分次静脉给药或肌内注射。万古霉素费用较高，也可选用青霉素类，如青霉素 320 万～400 万单位静脉给药，每 4～6 小时1 次；或萘夫西林 2 g 静脉给药或静脉给药，每 4 小时 1 次。

病原微生物未明确的治疗流程图如图3-3所示，经验性治疗方案见表3-1。

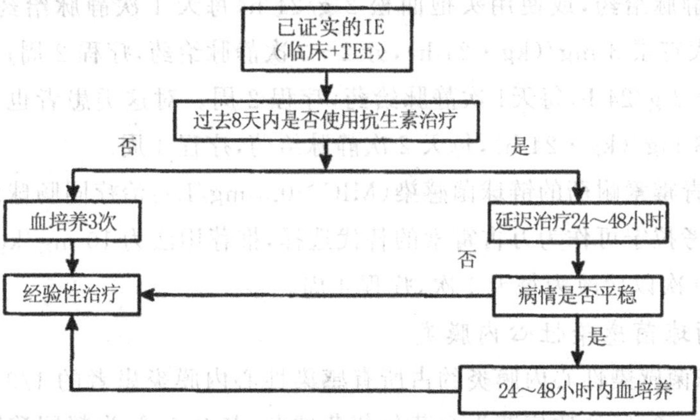

图3-3　病原微生物未明确的治疗流程图

表3-1　经验性治疗方案

病种	药名	剂量	疗程
自体瓣膜感染性心内膜炎	万古霉素	15 mg/kg 静脉给药，每12小时1次	4～6周
	*庆大霉素	1 mg/kg 静脉给药，每8小时1次	2周
人工瓣膜感染性心内膜炎	万古霉素	15 mg/kg 静脉给药，每12小时1次	4～6周
	*利福平	300～450 mg 口服，每8小时1次	4～6周
	*庆大霉素	1 mg/kg 静脉给药，每8小时1次	2周

注：*每天最大剂量2 g，需要监测药物浓度，必要时可加用氨苄西林。

（三）病原微生物明确的针对性治疗

1.链球菌感染性心内膜炎

可根据药物的敏感性程度选用青霉素、头孢曲松、万古霉素或替考拉宁。

（1）自体瓣膜感染性心内膜炎且对青霉素完全敏感的链球菌感染（MIC ≤0.1 mg/L）：年龄≤65岁，血清肌酐正常的患者，给予青霉素1 200万～2 000万单位/24小时，分4～6次静脉给药，疗程4周；加庆大霉素3 mg/(kg·24 h)(最大剂量240 mg/24 h)，分2～3次静脉给药，疗程2周。年龄>65岁，或血清肌酐升高的患者，根据肾功能调整青霉素的剂量，或使用头孢曲松2 g/24 h，每天1次静脉给药，疗程均为4周。对青霉素和头孢菌素过敏的患者使用万古霉素3 mg/(kg·24 h)，每天2次静脉给药，疗程4周。

（2）自体瓣膜感染性心内膜炎且对青霉素部分敏感的链球菌感染（MIC 0.1～

0.5 mg/L)或人工瓣膜感染性心内膜炎：青霉素 2 000 万～2 400 万单位/24 小时，分 4～6 次静脉给药，或使用头孢曲松 2 g/24 h，每天 1 次静脉给药，疗程均为 4 周；加庆大霉素 3 mg/(kg・24 h)，分 2～3 次静脉给药，疗程 2 周；之后继续使用头孢曲松 2 g/24 h，每天1 次静脉给药，疗程 2 周。对这类患者也可单独选用万古霉素，3 mg/(kg・24 h)，每天 2 次静脉给药，疗程 4 周。

(3)对青霉素耐药的链球菌感染(MIC＞0.5 mg/L)：治疗同肠球菌。

(4)替考拉宁可作为万古霉素的替代选择，推荐用法为 10 mg/kg 静脉给药，每天 2 次，9 次以后改为每天 1 次，疗程 4 周。

2.葡萄球菌感染性心内膜炎

葡萄球菌感染性心内膜炎约占所有感染性心内膜炎患者的 1/3，病情危重，有致死危险。90%的致病菌为金黄色葡萄球菌，其余 10%为凝固酶阴性的葡萄球菌。

(1)自体瓣膜感染性心内膜炎的治疗方案有以下几种。①对甲氧西林(新青霉素)敏感的金黄色葡萄球菌(MSSA)感染：苯唑西林 8～12 g/24 h，分 4 次静脉给药，疗程 4 周(静脉药物滥用患者用药 2 周)；加庆大霉素 3 mg/(kg・24 h)(最大剂量 240 mg/24 h)，分 3 次静脉给药，疗程 3～5 天。②对青霉素过敏患者 MSSA 感染：万古霉素 3 mg/(kg・24 h)，每天 2 次静脉给药，疗程 4～6 周；加庆大霉素 3 mg/(kg・24 h)(最大剂量 240 mg/24 h)，分 3 次静脉给药，疗程 3～5 天。③对甲氧西林耐药的金黄色葡萄球菌(MRSA)感染：万古霉素 30 mg/(kg・24 h)，每天 2 次静脉给药，疗程 6 周。

(2)人工瓣膜感染性心内膜炎的治疗方案有以下几点。①MSSA 感染：苯唑西林 8～12 g/24 h，分 4 次静脉给药，加利福平 900 mg/24 h，分 3 次静脉给药，疗程均为 6～8 周；再加庆大霉素 3 mg/(kg・24 h)(最大剂量 240 mg/24 h)，分 3 次静脉给药，疗程 2 周。②MRSA 及凝固酶阴性的葡萄球菌感染：万古霉素 30 mg/(kg・24 h)，每天 2 次静脉给药，疗程 6 周；加利福平 300 mg/24 h，分 3 次静脉给药，再加庆大霉素 3 mg/(kg・24 h)(最大剂量 240 mg/24 h)，分 3 次静脉给药，疗程均为 6～8 周。

3.肠球菌及青霉素耐药的链球菌感染性心内膜炎

与一般的链球菌不同，多数肠球菌对包括青霉素、头孢菌素、克林霉素和大环内酯类抗生素在内的许多抗生素有耐药性。甲氧嘧啶-磺胺异噁及新一代喹诺酮类抗生素的疗效也不确定。

(1)青霉素 MIC≤8 mg/L，庆大霉素 MIC＜500 mg/L：青霉素 1 600 万～

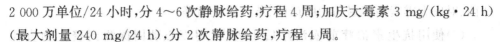

2 000 万单位/24 小时，分 4～6 次静脉给药，疗程 4 周；加庆大霉素 3 mg/(kg·24 h)（最大剂量 240 mg/24 h），分 2 次静脉给药，疗程 4 周。

(2)青霉素过敏或青霉素/庆大霉素部分敏感的肠球菌感染：万古霉素 30 mg/(kg·24 h)，每天 2 次静脉给药，加庆大霉素 3 mg/(kg·24 h)，分 2 次静脉给药，疗程均 6 周。

(3)青霉素耐药菌株（MIC＞8 mg/L）感染：万古霉素 3 mg/(kg·24 h)，每天 2 次静脉给药，加庆大霉素 3 mg/(kg·24 h)，分 2 次静脉给药，疗程均 6 周。

(4)万古霉素耐药或部分敏感菌株（MIC 4～16 mg/L）或庆大霉素高度耐药菌株感染：需要寻求微生物学家的帮助，如果抗生素治疗失败，应尽早考虑瓣膜置换。

4.革兰阴性菌感染性心内膜炎

约 10%自体瓣膜感染性心内膜炎和 15%人工瓣膜感染性心内膜炎，尤其是瓣膜置换术后1 年发生者多由革兰阴性菌感染所致。其中 HACEK 菌属最常见，包括嗜血杆菌、放线杆菌、心杆菌、埃肯菌和金氏杆菌。常用治疗方案为头孢曲松 2 g/24 h 静脉给药，每天 1 次，自体瓣膜感染性心内膜炎疗程 4 周，人工瓣膜感染性心内膜炎疗程6 周。也可选用氨苄西林 12 g/24 h，分3～4 次静脉给药，加庆大霉素 3 mg/(kg·24 h)，分 2～3 次静脉给药。

5.立克次体感染性心内膜炎

立克次体感染性心内膜炎可导致 Q 热，治疗选用多西环素 100 mg 静脉给药，每 12 小时1 次，加利福平。为预防复发，多数患者需要进行瓣膜置换。由于立克次体寄生在细胞内，因此术后抗生素治疗还需要至少 1 年，甚至终生。

6.真菌感染性心内膜炎

近年来，真菌感染性心内膜炎有增加趋势，尤其是念珠菌属感染。由于单独使用抗真菌药物死亡率较高，而手术的死亡率下降，因此真菌感染性心内膜炎首选外科手术治疗。药物治疗可选用两性霉素 B 或其脂质体，1 mg/kg，每天 1 次，连续静脉滴注有助减少不良反应。

(四)外科手术治疗

手术指征包括以下几点。

(1)急性瓣膜功能不全造成血流动力学不稳定或充血性心力衰竭。

(2)有瓣周感染扩散的证据。

(3)正确使用抗生素治疗 7～10 天后，感染仍然持续。

(4)病原微生物对抗生素反应不佳，如真菌、立克次体、布鲁杆菌、里昂葡萄球菌、对庆大霉素高度耐药的肠球菌、革兰阴性菌等。

(5)使用抗生素治疗前或治疗后1周内，超声心动图探测到赘生物直径>10 mm，可以活动。

(6)正确使用抗生素治疗后，仍有栓塞复发。

(7)赘生物造成血流机械性梗阻。

(8)早期人工瓣膜感染性心内膜炎。

九、预后

影响预后的因素不仅包括患者的自身情况及病原微生物的毒力，还与诊断和治疗是否正确、及时有关。总体而言，住院患者出院后的长期预后尚可(10年生存率81%)，其中部分开始给予药物治疗的患者后期仍需要手术治疗。既往有感染性心内膜炎病史的患者，再次感染的风险较高。人工瓣膜感染性心内膜炎患者的长期预后较自体瓣膜感染性心内膜炎患者差。

第六节　冠状动脉粥样硬化性心脏病

一、概述

冠状动脉粥样硬化性心脏病(CHD)简称为冠心病，是一种最常见的心脏病。年龄是其重要的发病因素之一，所以是老年人心血管病中常见的致残及死亡原因，其中以冠状动脉粥样硬化最为常见。动脉硬化可导致血管狭窄或阻塞，造成心肌缺血、缺氧或坏死，进而引发的心脏病通常称为“冠心病”，其他如栓塞、炎症、痉挛亦可成为冠状动脉病变的原因。世界卫生组织将冠心病分为无症状性心肌缺血(隐匿型冠心病)、心绞痛、心肌梗死、缺血性心力衰竭(缺血性心肌病)和猝死5种临床类型。年龄是冠心病的独立危险因素，由于老年人群生理和病理生理的特殊性、药物代谢及相互作用的不良反应等，且老年人群基础合并症较多，因此在风险评估和治疗策略选择方面与青壮年有很大的差异。

(一)老龄对心血管系统的影响

1.老龄过程的血管结构及功能变化

增龄是血管病变主要影响因素。随着年龄的增长，大动脉延长、迂曲、血管腔扩大、管壁增厚，动脉壁厚度增加成为动脉硬化的危险因素。健康老年人血管内皮相对完整，但内皮细胞形态不规则，细胞厚度增加，血管平滑肌细胞迁移和/或增生，伴有粒细胞和巨噬细胞异常增多。

血管功能变化主要是扩张性受损，主动脉及分支缓冲功能改变，动脉分支中弹力型血管较肌肉型血管变化更为明显，脉搏波速度增加，表现为收缩压升高、脉压增大、血管壁弹性减低及僵硬度增加。无明显动脉硬化的人群血管僵硬度也会增加，说明僵硬度可能与动脉硬化无关。

血管僵硬度增加不仅与血管结构变化（如胶原增加、弹力蛋白减少、断裂、钙化）有关，还受体液和内皮调节对血管平滑肌张力影响。不同部位的血管床（包括冠状动脉血管床），内皮通透性增加、对乙酰胆碱反应降低、NO 释放减少，从而引起血管收缩。这些变化可见于血压正常且无动脉硬化的老年人，但在有动脉硬化的老年人中更为多见。与单纯血管老龄变化不同，动脉硬化血管僵硬度更高，可见血管局灶性病变、狭窄，最终出现斑块破裂。血管老化与动脉硬化过程中的生物化学变化相似。血管老化是动脉硬化疾病的前驱表现，而动脉硬化可加速血管老化。但两者发生原因不同，许多老龄相关血管变化显著的老年人并不发展成明显的局灶性动脉硬化病变。尽管目前公认，随着年龄的增长，冠心病的发生是难以避免的，然而尸检也发现 90 余岁人群中有 40%未发现堵塞性冠状动脉疾病。老龄化相关血管变化会影响全身血流动力学改变，总外周血管阻力增加，导致收缩压增加、脉压增大，进一步刺激血管壁变厚、硬化，形成恶性循环。研究显示，脉压增大是发生心血管病事件的独立危险因素。年龄越高，脉压增加幅度越大，其中老年女性更为显著。

在人体的动脉内皮中，平滑肌细胞促炎症表型变化促进了机体老化，而该血管炎症机制又与血管内皮凋亡、免疫系统血管间质重构及代谢改变等相互关联，这一系列复杂的生物学现象称为“血管老化”。血管老化是年龄相关的血管疾病，是某些疾病（如动脉硬化、阿尔茨海默病）的特征。“健康”老年人机体各器官系统也存在细胞因子不平衡状态，循环促炎细胞因子水平也增加，而促炎细胞因子水平与老年人发病率及死亡率密切相关。老龄过程中血管壁可产生促炎微环境，改变循环及内分泌系统（如肾素-血管紧张素-醛固酮系统、免疫系统）间互相调节关系，这种与老化相关促炎机制促进血管炎症发生。目前研究也发现除炎症外，基因、端粒酶、自由基等与老化相关的多种学说还有待进一步研究。

2.老龄过程的心脏结构及功能变化

老龄过程心脏发生一系列重要变化，与增龄伴随出现的心脏病三联症——左心室肥厚、心力衰竭、心房颤动发生率增高关系密切。无明显心血管病的健康老年人随年龄增加（50～90岁），心脏收缩、舒张功能下降，高龄老年人（≥90岁）心脏收缩、舒张功能异常可能是发生心力衰竭（HF）的原因之一。由于随年龄增加心肌舒张和顺应性下降，左心室充盈受损，左心室压力-容量关系改变，心室容量轻度增加可导致舒张压明显增加，心室充盈异常，左心房、肺静脉、肺毛细血管压力增加，因此老年人易发肺充血和HF。60岁以下“舒张性”HF发生率＜10%，75岁后可超过50%。

（二）老年冠心病的临床特点

老年冠心病患者由于其老龄而具有特殊的临床特点。

（1）老年冠心病患者常合并多种疾病，单纯冠心病的患者少见，如合并糖尿病、脑血管疾病等，有些老年患者由于老化，伴有听力下降，反应迟钝，理解力、表达力下降，甚至老年痴呆等症状，常常主诉多种临床症状，似是而非，如全身不舒服、腹痛、疲劳、惶恐或者忧郁，难以辨别，沟通困难，这些症状经常被单纯误解为老化。尤其是合并其他系统肿瘤及需要手术的外科病，在老年人手术风险评估中，冠心病及病变程度、稳定度成为评估的重要内容及要点。

（2）老年患者痛阈增高，对于心肌缺血的反应迟钝，较少表现为“典型的胸痛”。此外还有研究发现：年龄＞70岁的冠心病患者，在心电图出现心肌缺血改变后，出现心绞痛症状的时间是普通患者的2倍，因而推迟了他们的就诊时间。

（3）老年人由于其年龄因素，即便没有任何疾病其预期寿命亦有限，患者年龄越大越是如此，因此，家庭成员对于老年患者的治疗相对保守，期望值变低，对介入治疗或冠状动脉旁路移植等有创治疗手段普遍接受程度较低。

正因如此，老年冠心病患者常常出现诊治延迟的情况，全球急性冠状动脉事件注册研究显示：症状不典型的患者接受恰当的药物治疗和/或介入治疗的可能性更小，并且再住院率和死亡风险更高。有研究显示年龄＞65岁的急性心肌梗死患者中，超过2/3的患者不能在发病6小时内到达急诊室。

二、急性心肌梗死

急性心肌梗死（AMI）是在冠状动脉病变的基础上，发生冠状动脉血流供给急剧减少或中断，对应心肌严重而持久地急性缺血导致心肌坏死的疾病。临床表现有持久的胸骨后剧烈疼痛、发热、血白细胞计数和血清心肌坏死标记物增高以及心电图进行性改变；可发生心律失常、休克或心力衰竭，属冠心病的严重类型。AMI的常见诱因有过度疲劳、情绪激动、饱餐、睡眠差或用力排便等。

(一)临床症状

老年人AMI的临床表现及体征往往不典型或不明显，有些以上腹部不适、恶心、呕吐、食欲差等消化道症状为突出表现，严重患者甚至以意识丧失、休克或急性左心衰竭为首发症状。

1.疼痛

部位仍以心前区为主，但疼痛程度、性质、持续时间有的可能较短，而有的可持续1～2小时甚至迁延数天，其间往往有间歇性发作。具有心肌梗死典型症状的患者死亡率较低，可能与其及时就诊有关。

2.消化道症状

以消化道症状为主要表现者约占30%，突出表现为上腹痛、恶心、呕吐，少数出现肠麻痹、消化道出血，甚至出现上腹部饥饿样疼痛，容易误诊为急腹症，可能是心肌膈面心肌梗死后刺激膈神经而出现牵涉痛，此类型在老年患者中并不少见。

3.充血性心力衰竭

以心力衰竭为首发症状的患者约占20%，而>70岁老年人以心力衰竭为主要表现的可达74%。除非有明显的病因，老年人突然发作的严重呼吸困难，似哮喘样发作，均应考虑心肌梗死的征兆。反复出现端坐呼吸或夜间阵发性呼吸困难，有可能是AMI的唯一表现。以上述症状为首发症状的患者，其死亡率明显增加。

4.休克

休克型AMI往往为大面积心肌梗死引起，乳头肌断裂、室间隔穿孔及心室游离壁破裂所致，此型患者常伴有心律失常发生，易引起各种急性脑缺血症状，出现晕厥或一过性意识丧失、短暂昏迷、抽搐等，亦可发展为脑卒中。

5.脑循环障碍

以脑循环障碍为首发症状的患者占无痛性心肌梗死发病的13.2%～23%，老年患者可达40%。其中脑卒中的发生率可达24%，脑部症状与心脏症状可同时或先后出现，两者并存者其预后更差，病死率可达23.8%。

6.心脏性猝死

老年AMI患者中约有8%出现猝死，有报道其比例更高。应引起注意的是，在看起来完全健康的老年人突发冠状动脉阻塞时引发的猝死并非少见，可能是突发致死性心律失常或心脏破裂等。

(二)诊断和鉴别诊断

1.诊断

老年人特别是高龄老年人心肌梗死的临床诊断有一定的困难,同成年人一样凭借典型的临床表现、心电图的变化、心肌酶谱的动态变化,是能做出正确诊断的。但高龄老年人其临床症状极不典型,且有时老人和家属均不能描述确切的发病时间,心肌酶谱难以提供符合心肌梗死诊断的变化。老年人心肌梗死范围小,更易发生急性非 ST 段抬高型心肌梗死(NSTEMI),这使其心电图变化亦不典型(也因老年人和家属不能及时发现和就诊所致)。通常将三者综合分析后作出诊断,症状不典型者密切观察早期心电图和心肌酶的动态变化,心电图不典型者应重视心肌酶变化和临床表现,老年人 AMI 的肌酸磷酸激酶(CPK)峰值低,更应强调 CPK-MB 在 CPK 中所占的比例,若 CPK 正常时,CPK-MB>8%时,应结合临床和心电图考虑诊断为 AMI。如测定肌钙蛋白 I(cTnI)和/或 hs-cTnI 连续动态监测更为准确,易于做出诊断。

2.鉴别诊断

因老年人多病共存的特点,在做出 AMI 的诊断时,还应与急性肺动脉栓塞、主动脉夹层分离、急腹症、食管裂孔疝等老年人常见疾病相鉴别。

(三)治疗

1.一般治疗

老年患者 AMI 一旦诊断明确,应即刻进入监护病房,更应注重特别护理。在早期均应吸氧,使氧饱和度>90%,加速氧气向缺氧心肌的弥散。镇痛镇静治疗十分必要,老年患者可选用哌替啶 25~50 mg 静脉注射,必要时在 1~2 小时后重复使用,亦可应用苯二氮䓬类药物镇静治疗。发病第一周须绝对卧床休息,定时翻身,注意按摩肢体,预防静脉血栓形成,进食要清淡,保持大便通畅。第 2 周可在床上做四肢活动,自己翻身,第 3~4 周可下床进食,床旁大小便。

2.再灌注疗法

再灌注疗法是一种积极的治疗措施,可直接改善冠状动脉供血、挽救濒死心肌、缩小梗死范围,有利于梗死后心肌重构。

溶栓疗法:大规模的临床试验已证实溶栓治疗是行之有效的再灌注方法,但由于受老年患者存在共病、病情危重、心电图及临床症状不典型、就诊时间晚等条件限制,加之老年人溶栓致颅内出血的危险增加,致使老年 AMI 患者应用溶栓药物比例减少。因此以往的心肌梗死指南中,年龄大于 75 岁为溶栓禁忌。而后于19世纪80年代末期，全球最大的两组溶栓试验中则无年龄上限。两组试验分别统计约1 300例和1 400例年龄>75岁的患者，其中一组与对照组比较，5周的心血管死亡率明显下降。在GUSTO-Ⅰ研究中，年龄≥75岁与<70岁患者溶栓后获得TIMI 3级的血流大致相似(37% vs 38%，$P=0.593$)。1992年美国溶栓年会将年龄限制放宽至75岁以上。我国的指南中在溶栓治疗适合人群上适当予以放宽，建议>75岁患者应首选经皮冠状动脉介入治疗(PCI)，但溶栓治疗并非禁忌。老年人在发病6小时内就诊较中青年人少，晚期溶栓(24小时内)能使更多的老年患者得到溶栓治疗，并从中获益。

老年人溶栓除应严格掌握适应证和禁忌证外，必须考虑溶栓药物和辅助药物的选择和用量问题。因此指南建议谨慎选择并酌情减少溶栓药物的剂量，密切关注其出血并发症。高龄、低体质量、女性、既往有脑血管病病史，入院时收缩压和舒张压升高是颅内出血的明显预测因子。一旦发生头晕、头痛、肢体麻木、无力、意识障碍、喷射性呕吐等症状，应立即停止溶栓及抗血小板、抗凝治疗，行急诊头部CT检查以排除颅内出血。监测凝血指标和血小板，必要时给予逆转溶栓、抗凝和抗血小板药物。

PCI应用已进入成熟阶段，因此急诊PCI似乎更为合理。急诊PCI比溶栓疗法效果好，发生脑出血危险性小，老年人应用更加安全，所以PCI治疗为首选。我国指南建议：老年急性STEMI的再灌注策略应与非老年患者相似，应在再灌注窗内积极寻求再灌注治疗。对于年龄≥75岁应用已进入成熟阶段，因此急诊PCI似乎更为合理。急诊PCI比溶栓疗法效果好，发生脑出血危险性小，老年人应用更加安全，所以PCI治疗为首选。我国指南建议：老年急性STEMI的再灌注策略应与非老年患者相似，应在灌注窗内积极寻求再灌注治疗。对于≥75岁的老年STEMI患者，如既往心功能状态好，适宜血管重建并同意介入治疗，可行直接PCI(Ⅱa,B)；年龄≥75岁，发病36小时内已接受溶栓治疗的心源性休克，适合进行血管重建的患者，也可行溶栓后紧急PCI。而对于老年NSTEMI，包括不稳定型心绞痛(UA)的患者，相关指南未作出明确规定，但年龄≥65岁是其临床危险评分因素之一。ACC/AHA对UA/NSTEMI的治疗指南建议与我国的指南相符：对于反复心绞痛、心律失常及血流动力学障碍的患者，如无严重合并症及禁忌证的情况，应尽早行冠状动脉造影及介入治疗(Ⅰ,B)；对于临床事件高风险者，尽管病情稳定，也应尽早行冠状动脉造影及介入治疗(Ⅰ,A)。总之，在PCI策略的整体获益强度方面，老年与非老年相比至少相当，甚至有可能获益更大。

对比剂诱导的急性肾损伤，又名对比剂肾病(CIN)，是指应用对比剂24～72小时后血清肌酐(Scr)水平较原有基础升高＞25%或绝对值升高≥44.2 μmol/L以上，并排除其他影响肾功能的原因。老年人作为一特殊群体，鉴于其增龄性肾功能减退，肾脏储备及代偿功能较中青年人群差。在CIN风险评分量表中，年龄＞75岁是一项重要的评分指标，故老年冠心病患者是发生CIN的高危人群。其风险因素包括肾小管分泌和浓缩能力及肾脏血流量随增龄下降，冠状动脉病变复杂严重，需使用更多对比剂，合并症多，因此专家共识建议对老年患者应权衡介入治疗与其他治疗方式的利弊，确定PCI策略的必要性。术前评估肾功能状况，操作前积极水化治疗[术前12小时至术后6～24小时给予等渗盐水1～1.5 mL/(kg·h)]，尽量选择等渗或低渗对比剂，最大剂量不宜超过150 mL。值得注意的是，国内有学者研究668例经PCI治疗的60岁以上冠心病患者的资料，其CIN发病率为16.1%，并总结了一套国人60岁以上冠心病患者行PCI前评估发生CIN风险的评分系统，有待临床推广应用。

3.抗凝和抗血小板治疗

抗凝治疗对于老年AMI患者依然是一个重要的手段，但高龄又是抗凝治疗引发出血的独立危险因素。我国指南建议年龄≥75岁者，低分子肝素不用静脉负荷量，直接给予日常剂量，最长使用8天。OASIS-5研究显示，抗凝对于65岁以上患者出血发生率显著高于65岁以下患者，但是与依诺肝素相比，磺达肝癸纳(Ⅹa因子抑制剂)出血风险更低，且无肾功能受损的老年患者(≥75岁)无须调整剂量(2.5 mg，每天1次，皮下注射)。

抗血小板治疗无论是AMI早期乃至预防梗死再次发作或作为PCI后的维持治疗都是不可或缺的策略。中国专家共识中指出，尽管年龄是出血的独立危险因素，但临床的研究结果显示，65岁以上的老年ACS患者依然可以从阿司匹林和氯吡格雷治疗中获益，且老年患者的绝对和相对获益，均比非老年者更为显著，故年龄不应成为应用抗血小板治疗的障碍，老年AMI患者也应接受规范化治疗，在长期应用上述药物时也无须调整剂量。由于老年患者消化道出血等风险可能性增大，共识建议阿司匹林剂量不大于100 mg/d，ACS急性期抗血小板药物的首次负荷量可酌情减少或不用。

4.抗心肌缺血药物的应用

虽然溶栓、介入、抗栓疗法极大地改善和促进了AMI患者再灌注、血运重建、心室重构等，但硝酸酯类、β-受体阻滞剂、ACEI、ARB等药物仍是老年AMI患者治疗的基石。由于患者年龄大、基础病变多等特点，应遵照循证医学的证据，采取谨慎合理选择或酌情减少剂量的方法来实施个体化治疗。

(四)预后

在AMI患者中，老年患者病死率明显高于中青年，且随年龄增长而上升，占死亡率的60%～80%。老年AMI的死亡原因以泵衰竭多见(54%)，心脏破裂次之(21%)，部分患者也可以以感染、消化道出血、脑血管事件、肾衰竭和肿瘤等心外因素为主。

三、心绞痛

(一)慢性稳定型心绞痛

稳定型心绞痛是在冠状动脉狭窄的基础上，由于心肌负荷的增加引起心肌急剧的、暂时的缺血缺氧的临床综合征。其特点为阵发性的前胸压榨性疼痛，主要位于胸骨后，可放射至心前区和左上肢尺侧，持续数分钟，休息或含服硝酸甘油后消失。慢性稳定型心绞痛是指心绞痛发作的程度、频度、性质及诱发因素在数周内无显著变化的患者。慢性稳定型心绞痛是老年冠心病最常见的临床类型，其常见病因仍多是冠状动脉粥样硬化或痉挛，但是，非冠状动脉因素所致心肌缺血，如老年主动脉瓣狭窄、严重贫血等也可为老年心绞痛的病因。心绞痛严重程度的划分参照加拿大心血管学会(CCS)心绞痛严重度分级(表3-2)。

表3-2　加拿大心血管学会(CCS)心绞痛严重度分级

Ⅰ级	一般体力活动不引起心绞痛，如行走和上楼，但紧张、快速或持续用力可引起心绞痛的发作
Ⅱ级	日常体力活动稍受限制，快步行走或上楼、登高、饭后行走或上楼、寒冷或风中行走、情绪激动可发作心绞痛或仅在睡醒后数小时内发作。在正常情况下以一般速度平地步行200 m以上或登一层以上的楼梯受限
Ⅲ级	日常体力活动明显受限，在正常情况下以一般速度平地步行100～200 m或登一层楼梯时可发作心绞痛
Ⅳ级	轻微活动或休息时即可以出现心绞痛症状

1.临床特点

与老年AMI临床特点相同，其症状常不典型，老年患者疼痛部位不典型发生率35.4%，明显高于中青年11%，疼痛部位可以在牙齿与上腹部之间的任何部位，尤其是老年患者更易合并其他症状而误诊为其他疾病，如食欲缺乏、疲倦、胃部灼热感、出汗等。但是，老年患者一般病史较长，详细询问病史有助于疾病的诊断，并且需要与消化道疾病、肺病、颈椎病等进行鉴别诊断。

2.诊断

(1)心电图:心绞痛发作时的心电图对诊断很有帮助,ST-T 的变化有助于心肌缺血的诊断。老年人因高龄多合并其他器官功能不全、运动不便,不适合进行运动负荷试验,而动态心电图进行长时间的监测,有利于老年患者心绞痛的诊断。

(2)超声心动图:超声心动图存在室壁节段运动和老年性瓣膜改变,如重度主动脉瓣狭窄,也有助于老年患者心绞痛的诊断。

(3)核素心肌灌注扫描:协助诊断 CHD 的检查之一,其优势包括可以评估心肌缺血风险及陈旧梗死面积、评估左心室射血分数、准确定位心肌缺血区域,缺点为费时费力且价格较高。其敏感性为 89%,特异性为 75%。

(4)CT 冠状动脉造影:CT 冠状动脉造影为显示冠状动脉病变及形态的无创检查方法,有较高阴性预测价值。若 CT 冠状动脉造影未见狭窄病变,一般可不进行有创检查。但 CT 冠状动脉造影对狭窄病变及程度的判断仍有一定影响,特别是当钙化存在时会显著影响狭窄程度的判断,而钙化在老年冠心病患者中相当普遍,因此,仅能作为参考。

(5)冠状动脉造影:冠状动脉造影虽然为有创检查,但仍然是用来诊断冠状动脉解剖异常及动脉粥样硬化程度的金标准。如果条件允许且后续的血运重建术可以实行则应行冠状动脉造影。中国慢性稳定型心绞痛诊断与治疗指南强调冠状动脉造影对于糖尿病、>65 岁老年患者、>55 岁女性胸痛患者临床价值更大,因此,老年患者如无禁忌,应重视冠状动脉造影在临床上的应用。

3.治疗

(1)药物治疗:药物治疗是慢性稳定型心绞痛治疗的主要措施,改善缺血、缓解症状和改善远期预后是主要原则。2007 年中国慢性稳定型心绞痛诊断与治疗指南将治疗心绞痛的药物分为两大类型:缓解症状的药物和改善预后的药物。

缓解症状的药物:主要包括三类,即硝酸酯类药物、β 受体阻滞剂和 CCB,其中 β 受体阻滞剂兼有减轻症状及改善预后两方面的作用。①硝酸酯类:硝酸酯类药为内皮依赖性血管扩张剂,能减少心肌需氧和改善心肌灌注,从而改善心绞痛症状。舌下含服或喷雾用硝酸甘油仅作为心绞痛发作时缓解症状用药,也可在运动前数分钟使用,以减少或避免心绞痛发作。长效硝酸酯制剂用于减低心绞痛发作的频率和程度,并可能增加运动耐量。长效硝酸酯类不适宜用于心绞痛急性发作的治疗,而适宜用于慢性长期治疗。对由老年严重主动脉瓣狭窄或肥厚型梗阻性心肌病引起的心绞痛,不宜用硝酸酯制剂;②CCB:CCB 通过改善冠状动脉血流和减少心肌耗氧起缓解心绞痛作用，对变异型心绞痛或以冠状动脉痉挛为主的心绞痛，钙通道阻滞剂是一线药物。地尔硫䓬和维拉帕米能减慢房室传导，常用于伴有心房颤动或心房扑动的心绞痛患者，这两种药不应用于已有严重心动过缓、高度房室传导阻滞和病态窦房结综合征的患者。老年稳定型心绞痛常合并心力衰竭可选择氨氯地平或非洛地平；③曲美他嗪：通过调节心肌能源底物，抑制脂肪酸氧化，优化心肌能量代谢，改善心肌缺血及左心功能，缓解心绞痛；④尼可地尔：一种钾通道开放剂，与硝酸酯类制剂具有相似药理特性，对稳定型心绞痛治疗可能有效；⑤流感疫苗：2013 年 ESC 冠心病指南建议慢性稳定型心绞痛的老年患者每年至少接种流感疫苗一次。

改善预后的药物：主要包括阿司匹林、氯吡格雷、β 受体阻滞剂等。①阿司匹林：所有患者只要没有禁忌证都应该服用。随机对照研究证实了慢性稳定型心绞痛患者服用阿司匹林可降低心肌梗死、脑卒中或心血管死亡的风险。阿司匹林的最佳剂量范围为 75～150 mg/d。其主要不良反应为胃肠道出血或对阿司匹林过敏。不能耐受阿司匹林的患者，可改用氯吡格雷作为替代治疗；②氯吡格雷：主要用于置入支架以后及对阿司匹林有禁忌证的患者；③β 受体阻滞剂：推荐使用无内在拟交感活性的 β 受体阻滞剂，如美托洛尔、比索洛尔等。β 受体阻滞剂的使用剂量应个体化，从较小剂量开始，逐渐增加剂量，以能缓解症状、静息心率不低于 50 次/分为宜。对不能耐受 β 受体阻滞剂或心率控制不佳的患者近来推荐使用依伐布雷定，可选择性抑制窦房结起搏电流，减低心率和心肌耗氧量，而对心肌收缩和血压无影响。

（2）调脂治疗：从总胆固醇（TC）＜4.68 mmol/L 开始，TC 水平与发生冠心病事件呈连续的分级关系，最重要的危险因素是低密度脂蛋白胆固醇（LDL-C）。他汀类药物治疗还有延缓斑块进展，稳定斑块、抗炎、免疫抑制等多效性作用。冠心病患者控制 LDL-C 的目标值应＜2.60 mmol/L（100 mg/dL）。为达到更好的调脂效果，在他汀类治疗基础上，可加用胆固醇吸收抑制剂依扎麦布。对于老年患者，在应用他汀类药物时，应严密监测谷丙转氨酶及肌酸激酶等生化指标，及时发现药物可能引起的肝脏损害和肌病。

（3）血管紧张素转换酶抑制剂（ACEI）：在稳定型心绞痛患者中，合并糖尿病、心力衰竭或左心室收缩功能不全的高危患者应该使用 ACEI。所有冠心病患者均能从 ACEI 治疗中获益，但低危患者获益可能较小。

（4）血运重建。①PCI：慢性稳定型冠心病的有效治疗措施，其死亡风险＜5%，首选推荐第二代药物洗脱支架（DES），可减少支架内血栓发生率。建议置入新一代 DES 的患者维持 6～12 个月的双联抗血小板治疗，对于高出血风险等特殊情况的患者 1～3 个月双抗也是可行的。血流储备分数（FFR）＞0.8 的患者，首选药物治疗，不推荐血运重建，FFR≤0.8 的患者可从 PCI 联合最佳药物治疗上获益。②冠状动脉旁路移植术（CABG）：内乳动脉桥明显优于静脉桥，能提高患者的存活率。双支内乳动脉移置获益更大，尤其是糖尿病患者。桡动脉已被作为第二移植动脉。③血运重建的一般原则：于慢性稳定型心绞痛患者血运重建应根据患者冠状动脉的解剖情况、缺血程度、症状、获益以及预后进行评价，优先考虑血运重建的临床情况包括以下 5 条。合理药物治疗难以控制的心绞痛；心肌梗死后心绞痛；左心功能不全；多支血管病和大范围心肌缺血（＞10％）；左主干狭窄＞50％。由于 CABG 术中及术后并发症发生率高，且该类患者常多病共存，手术耐受性差，故老年慢性稳定型心绞痛患者在临床中更易优选 PCI 治疗。

（二）不稳定型心绞痛

其临床特点和治疗特点与急性 NSTEMI 相类似，指南中多将其合并推荐统称为非 ST 段抬高型急性冠状动脉综合征（NSTE-ACS）。此类患者不宜溶栓，而以抗凝和抗血小板治疗为主。

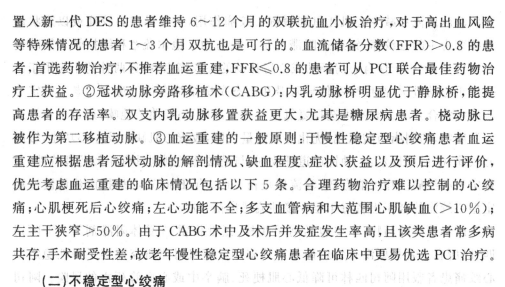

第四章　消化内科

第一节　肠易激综合征

肠易激综合征(irritable bowel syndrome,IBS)是一种以腹痛或腹部不适伴排便习惯改变和/或粪便形状改变的功能性肠病,常呈慢性间歇发作或在一定时间内持续发作,缺乏形态学和生化学改变,经检查排除器质性疾病。

一、诊断

临床上迄今无统一的IBS诊断标准,临床诊断IBS应重视病史采集和体格检查,并有针对性地进行排除器质性疾病的辅助实验室检查。

本病起病缓慢,症状呈间歇性发作,有缓解期。症状出现与精神因素、心理应激有关。

(一)症状

1.腹痛

腹痛为主要症状,多诉中腹或下腹疼痛,常伴排便异常、腹胀。腹痛易在进食后出现,热敷、排便、排气或灌肠后缓解,不会在睡眠中发作。疼痛的特点是在某一具体位置,患者疼痛常是固定不变的,不会进行性加重。

2.腹泻

粪量少,呈糊状,含较多黏液,可有经常或间歇性腹泻,可因进食而诱发,无夜间腹泻;可有腹泻和便秘交替现象。

3.便秘

大便如羊粪,质地坚硬,可带较多黏液,排便费力,排便未尽感明显,可为间歇性或持续性便秘,或间中与短期腹泻交替。

除上述症状外，部分尚有上腹不适、嗳气、恶心等消化不良症状，有的则还有心悸、胸闷、多汗、面红、多尿、尿频、尿急、痛经、性功能障碍、焦虑、失眠、抑郁及皮肤表现如瘙痒、神经性皮炎等胃肠外表现。胃肠外表现较器质性肠病多见。

(二)体征

可触及乙状结肠并有压痛，或结肠广泛压痛，或肛门指诊感觉括约肌张力增高，痛感明显；某些患者可有心动过速、血压升高、多汗等征象。

临床上常依据大便特点不同将本病分为三型：便秘为主型、腹泻为主型和腹泻便秘交替型三个亚型。

(三)常见并发症

本病并发症较少，腹泻甚者可出现水、电解质平衡紊乱，病程长者可引起焦虑症。

(四)实验室和其他辅助检查

1.血液检查

血常规、血沉无异常。

2.大便检查

粪便镜检大致正常，可含大量黏液或呈黏液管型；粪隐血、虫卵、细菌培养均呈阴性。

3.胰腺功能检查

疑有胰腺疾病时应作淀粉酶检测，还要做粪便脂肪定量，排除慢性胰腺炎。

4.X 线检查

胃肠 X 线检查示胃肠运动加速，结肠袋减少，袋形加深，张力增强，结肠痉挛显著时，降结肠以下呈线样阴影。

5.内镜检查

结肠镜下见结肠黏膜正常。镜检时易出现肠痉挛等激惹现象。疑有肠黏膜器质性病变时应作肠黏膜活检。本病患者肠黏膜活检无异常。

6.结肠动力学检查

结肠腔内动力学及平滑肌电活动检查示结肠腔内压力波形及肠平滑肌电波异常。

诊断主要包括三方面内容：①IBS 临床综合征；②可追溯的心理精神因素；③实验室及辅助检查无器质性疾病的依据。

诊断标准体现的重要原则：①诊断应建立在排除器质性疾病的基础上；

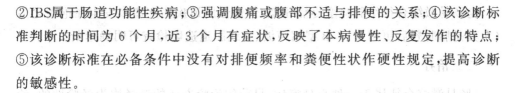

②IBS属于肠道功能性疾病;③强调腹痛或腹部不适与排便的关系;④该诊断标准判断的时间为6个月,近3个月有症状,反映了本病慢性、反复发作的特点;⑤该诊断标准在必备条件中没有对排便频率和粪便性状作硬性规定,提高诊断的敏感性。

二、鉴别诊断

首先必须排除肠道器质性疾病,如细菌性痢疾、炎症性肠病、结肠癌、结肠息肉病、结肠憩室、小肠吸收不良综合征。其次必须排除全身性疾病所致的肠道表现,如胃及十二指肠溃疡、胆道及胰腺疾病、妇科病(尤其是盆腔炎)、血卟啉病,以及慢性铅中毒等。

(一)慢性细菌性痢疾

二者均有不同程度的腹痛及黏液便等肠道症状。但慢性细菌性痢疾往往有急性细菌性痢疾病史,对粪便、指肠拭子或内镜检查时所取标本进行培养可分离出痢疾杆菌,必要时可进行诱发试验,即对有痢疾病史或类似症状者,口服泻剂导泻,然后检查大便常规及粪培养,阳性者为痢疾,肠易激综合征粪便常规检查及培养均正常。

(二)溃疡性结肠炎

二者均存在反复发作的腹痛、腹泻、黏液便症状。肠易激综合征虽反复发作,但一般不会影响全身情况;而溃疡性结肠炎往往伴有不同程度的消瘦、贫血等全身症状。结肠内镜检查,溃疡性结肠炎镜下可见结肠黏膜粗糙,接触易出血,有黏液血性分泌物附着,多发性糜烂、溃疡,或弥漫性黏膜充血、水肿,甚至形成息肉病。组织活检以黏膜炎性反应为主,同时有糜烂、隐窝脓肿及腺体排列异常和上皮的变化。X线钡剂灌肠显示有肠管变窄、缩短、黏膜粗糙、肠袋消失和假性息肉等改变。而肠易激综合征镜下仅有轻度水肿,但无出血糜烂及溃疡等改变,黏膜活检正常。X线钡剂灌肠无阳性发现,或结肠有激惹征象。

(三)结肠癌

腹痛或腹泻是结肠癌的主要症状,直肠癌除腹痛、腹泻外,常伴有里急后重或排便不畅等症状,这些症状与肠易激综合征很相似。但结肠癌常伴有便血,后期恶性消耗症状明显。肛指检查及内镜检查有助诊断。

(四)慢性胆道疾病

慢性胆囊炎及胆石症可使胆道运动功能障碍,引起发作性、痉挛性右上腹

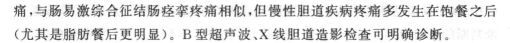

痛，与肠易激综合征结肠痉挛疼痛相似，但慢性胆道疾病疼痛多发生在饱餐之后（尤其是脂肪餐后更明显）。B 型超声波、X 线胆道造影检查可明确诊断。

三、治疗

肠易激综合征属于一种心身疾病，目前的治疗方法的选择均为经验性的，治疗目的是消除患者顾虑，改善症状，提高生活质量。治疗原则是在建立良好医患关系的基础上，根据主要症状类型进行对症治疗和根据症状严重程度进行分级治疗。注意治疗措施的个体化和综合运用。

（一）建立良好的医患关系

对患者进行健康宣教、安慰和建立良好的医患关系是有效、经济的治疗方法，也是所有治疗方法得以有效实施的基础。

（二）饮食疗法

不良的饮食习惯和膳食结构可以加剧 IBS 的症状。因此，健康、平衡的饮食可有助于调整患者的胃肠功能紊乱状态。IBS 患者宜避免：①过度饮食；②大量饮酒；③含咖啡因的食品；④高脂饮食；⑤某些具有“产气”作用的蔬菜、豆类；⑥精加工食粮和人工食品，山梨醇及果糖；⑦不耐受的食物（因不同个体而异）。增加膳食纤维化主要用于便秘为主的 IBS 患者，增加纤维摄入量的方法应个体化。

（三）药物治疗

对症状明显者，可酌情选用以下每类药物中的 1～2 种控制症状，常用药物有以下几种。

1.解痉剂

（1）抗胆碱能药物，可酌情选用下列一种。①溴丙胺太林，每次 15 mg，每天 3 次。②阿托品，每次0.3 mg，每天 3 次，或每次 0.5 mg，肌内注射，必要时使用。③奥替溴铵（斯巴敏），每次40 mg，每天 3 次。

（2）选择性肠道平滑肌钙离子通道拮抗剂，可选用匹维溴铵（得舒特）每次 50 mg，每天 3 次。离子通道调节剂马来曲美布汀，均有较好安全性。

2.止泻药

可用于腹泻患者，可选用：①洛哌丁胺（易蒙停），每次 2 mg，每天 2～3 次。②复方地芬诺酶，每次 1～2 片，每天 2～3 次。轻症腹泻患者可选吸附剂，如双八面体蒙脱石等，但需注意便秘、腹胀等不良反应。

3.导泻药

便秘使用作用温和的轻泻，容积形成药物如欧车前制剂，甲基纤维素，渗透性轻泻剂如聚乙烯乙二醇、乳果糖或山梨醇。

4.肠道动力感觉调节药

5-HT3 受体阻滞剂阿洛司琼可改善 IBS-D 患者的腹痛情况及减少大便次数，但可引起缺血性结肠炎等严重不良反应，临床使用应注意。

5.益生菌

益生菌是一类具有调整宿主肠道微生物生态平衡而发挥有益的生理作用的微生态制剂，对改善 IBS 多种症状具有一定疗效，如可选用双歧三联活菌，每次 0.42 g，每天2～4次。

6.抗抑郁药物

对腹痛症状重而上述治疗无效，特别是伴有较明显精神症状者，可选用抗抑郁药如氟西汀，有报道氟西汀可显著改善难治性 IBS 患者的生活状况及临床症状，降低内脏的敏感性，每次20 mg，每天 1 次；或阿普唑仑，每次 0.4 mg，每天 3 次；黛力新，每次 2.5 mg，每天 1～2 次。

(四)心理行为治疗

症状严重而顽固，经一般治疗和药物治疗无效者应考虑予心理行为治疗。这些疗法包括心理治疗、认知疗法、催眠疗法、生物反馈等。

第二节 急性上消化道出血

一、疾病概述

急性上消化道出血是指屈氏韧带以上的食管、胃、十二指肠和胰管、胆管病变引起的急性出血，胃空肠吻合术后吻合口附近的空肠上段病变所致出血也属于这一范围。临床表现为呕血、黑便、血便等。当出血量在短时间内超过 1 000 mL或超过循环血量的 20%时，可引起周围循环障碍，严重者可危及生命。

(一)病因

上消化道疾病和全身性疾病均可引起上消化道出血，临床上最常见的病因是消化性溃疡、食管胃底静脉曲张破裂、急性胃黏膜损害及胃癌。糜烂性食管炎、食管贲门黏膜撕裂综合征引起的出血也不少见。

1.食管疾病

食管静脉曲张、食管-贲门黏膜撕裂症(Mallory-Weiss 综合征)、糜烂性食管炎、食管癌。

2.胃部疾病

胃溃疡、急性胃黏膜损害、胃底静脉曲张、门脉高压性胃黏膜损害、胃癌、胃息肉。

3.十二指肠疾病

溃疡、十二指肠炎、憩室。

4.邻近器官疾病

胆管出血(胆石症、肝胆肿瘤等)、胰腺疾病(假性囊肿、胰腺癌等)、主动脉瘤破裂入上消化道。

5.全身性疾病

血液病(白血病、血小板减少性紫癜等)、尿毒症、血管性疾病(遗传性出血性毛细血管扩张症等)。

(二)诊断

1.临床表现特点

(1)呕血与黑便:上消化道出血的直接证据。幽门以上出血且出血量大者常表现为呕血。呕出鲜红色血液或血块者表明出血量大、速度快,血液在胃内停留时间短。若出血速度较慢,血液在胃内经胃酸作用后变性,则呕吐物可呈咖啡样。幽门以下出血表现为黑便,但如出血量大而迅速,幽门以下出血也可以反流到胃腔而引起恶心、呕吐,表现为呕血。黑便的颜色取决于出血的速度与肠道蠕动的快慢。粪便在肠道内停留的时间短,可排出暗红色的粪便。反之,空肠、回肠,甚至右半结肠出血,如在肠道中停留时间长,也可表现为黑便。

(2)失血性外周循环衰竭:急性外周循环衰竭是急性失血的后果,其程度的轻重与出血量及快慢有关。少量出血可因机体的代偿机制而不出现临床症状。中等量以上出血常表现为头晕、心悸、口渴、冷汗、烦躁及昏厥。体检可发现面色苍白、皮肤湿冷、心率加快、血压下降。大量出血者可在黑便排出前出现晕厥与休克,应与其他原因引起的休克鉴别。老年人大量出血可引起心、脑方面的并发症,应引起重视。

(3)氮质血症:上消化道出血后常出现血中尿素氮浓度升高,24~28 小时达

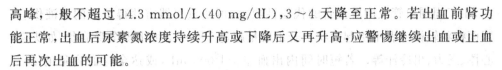

高峰，一般不超过14.3 mmol/L(40 mg/dL)，3～4天降至正常。若出血前肾功能正常，出血后尿素氮浓度持续升高或下降后又再升高，应警惕继续出血或止血后再次出血的可能。

(4)发热：上消化道出血后，多数患者在24小时内出现低热，但一般不超过38 ℃，持续3～5天降至正常。引起发热的原因尚不清楚，可能与出血后循环血容量减少，周围循环障碍，导致体温调节中枢的功能紊乱，再加以贫血的影响等因素有关。

2.实验室及其他辅助检查特点

(1)血常规：红细胞及血红蛋白在急性出血后3～4小时开始下降，血细胞比容也下降。白细胞稍有反应性升高。

(2)潜血试验：呕吐物或黑便潜血反应呈强阳性。

(3)血尿素氮：出血后数小时内开始升高，24～28小时内达高峰，3～4天降至正常。

3.诊断与鉴别诊断

根据呕血、黑便和血容量不足的临床表现，以及呕吐物、黑便潜血反应呈强阳性，红细胞计数和血红蛋白浓度下降的实验室证据，可做出消化道出血的诊断。下面几点在临床工作中值得注意。

(1)上消化道出血的早期识别：呕血及黑便是上消化道出血的特征性表现，但应注意部分患者在呕血及黑便前即出现急性周围循环衰竭的征象，应与其他原因引起的休克或内出血鉴别。及时进行直肠指检可较早发现尚未排出体外的血液，有助于早期诊断。呕血和黑便应和鼻出血、拔牙或扁桃体切除术后吞下血液鉴别，通过询问发病过程与手术史不难加以排除。进食动物血液、口服铁剂、铋剂及某些中药，也可引起黑色粪便，但均无血容量不足的表现与红细胞、血红蛋白降低的证据，可以借此加以区别。呕血有时尚需与咯血鉴别，支持咯血的要点是：①患者有肺结核、支气管扩张、肺癌、二尖瓣狭窄等病史。②出血方式为咯出，咯出物呈鲜红色，有气泡与痰液，呈碱性。③咯血前有咳嗽、喉痒、胸闷、气促等呼吸道症状。④咯血后通常不伴黑便，但仍有血丝痰。⑤胸部X线片通常可发现肺部病灶。

(2)出血严重程度的估计：由于出血大部分积存于胃肠道，单凭呕出或排出量估计实际出血量是不准确的。根据临床实践经验，下列指标有助于估计出血量。出血量每天超过5 mL时，粪便潜血试验则可呈阳性；当出血量超过60 mL，可表现为黑便；呕血则表示出血量较大或出血速度快。若出血量在500 mL以内，由于周围血管及内脏血管的代偿性收缩，可使重要器官获得足够的血液供应，因而症状轻微或者不引起症状。若出血量超过 500 mL，可出现全身症状，如头晕、心悸、乏力、出冷汗等。若短时间内出血量＞1 000 mL，或达全身血容量的 20％时，可出现循环衰竭表现，如四肢厥冷、少尿、晕厥等，此时收缩压可＜12.0 kPa(90 mmHg)或较基础血压下降 25％，心率＞120 次/分，血红蛋白＜70 g/L。事实上，当患者体位改变时出现血压下降及心率加快，说明患者血容量明显不足、出血量较大。因此，仔细测量患者卧位与直立位的血压与心率，对估计出血量很有帮助。另外，应注意不同年龄与体质的患者对出血后血容量不足的代偿功能相差很大，因而相同出血量在不同患者中会引起的症状也有很大差别。

(3)出血是否停止的判断：上消化道出血经过恰当的治疗，可于短时间内停止出血。但由于肠道内积血需经数天(约 3 天)才能排尽，因此不能以黑便作为判断继续出血的指征。临床上出现以下情况应考虑继续出血的可能：①反复呕血，或黑便次数增多，粪质转为稀烂或暗红。②周围循环衰竭经积极补液输血后未见明显改善。③红细胞计数、血红蛋白测定与血细胞比容继续下降，网织红细胞持续增高。④在补液与尿量足够的情况下，血尿素氮持续或再次增高。一般来讲，一次出血后 48 小时以上未再出血，再出血的可能性较小。而过去有多次出血史，本次出血量大或伴呕血，24 小时内反复大出血，出血原因为食管胃底静脉曲张破裂、有高血压病史或有明显动脉硬化者，再出血的可能性较大。

(4)出血的病因诊断：过去病史、症状与体征可为出血的病因诊断提供重要线索，但确诊出血原因与部位需靠器械检查。①内镜检查：诊断上消化道出血最常用与准确的方法。出血后24～48 小时内的紧急内镜检查价值更大，可发现十二指肠降部以上的出血灶，尤其对急性胃黏膜损害的诊断更具意义，因为该类损害可在几天内愈合而不留下痕迹。有报道，紧急内镜检查可发现约 90％的出血原因。在紧急内镜检查前需先补充血容量，纠正休克。一般认为患者收缩压＞12.0 kPa(90 mmHg)、心率＜110 次/分、血红蛋白浓度≥70 g/L 时，进行内镜检查较为安全。若有活动性出血，内镜检查前应先插鼻胃管，抽吸胃内积血，并用生理盐水灌洗至抽吸物清亮，然后拔管行胃镜检查，以免积血影响观察。②X 线钡餐检查：上消化道出血患者何时行钡餐检查较合适，各家有争论。早期活动性出血期间胃内积血或血块影响观察，且患者处于危急状态，需要进行输血、补液等抢救措施而难以配合检查。早期行 X 线钡餐检查还有引起再出血之虞，因此目前主张 X 线钡餐检查最好的出血停止和病情稳定数天后进行。③选择性腹腔动脉造影：若上述检查未能发现出血部位与原因，可行选择性肠系膜上动脉造影。若有活动性出血，且出血速度＞0.5 mL/min时，可发现出血病灶。可同时行栓塞治疗而达到止血的目的。④胶囊内镜：用于常规胃、肠镜检查无法找到出血灶的原因未明的消化道出血患者，是近年来主要用于小肠疾病检查的新技术。国内外已有较多胶囊内镜用于不明原因消化道出血检查的报道，病灶检出率在50%～75%，显性出血者病变检出率高于隐性出血者。胶囊内镜检查的优点是无创、患者容易接受，可提示活动性出血的部位。缺点是胶囊内镜不能操控，对病灶的暴露有时不理想，也不能取病理活检。⑤小肠镜：推进式小肠镜可窥见 Treitz 韧带远端约 100 cm 的空肠，对不明原因消化道出血的病因诊断率可达40%～65%。该检查需用专用外套管，患者较痛苦，有一定的并发症发生率。近年应用于临床的双气囊小肠镜可检查全小肠，大大提高了不明原因消化道出血的病因诊断率。据国内外报道双气囊全小肠镜对不明原因消化道出血的病因诊断率在60%～77%。双气囊全小肠镜的优势在于能够对可疑病灶进行仔细观察、取活检，且可进行内镜下止血治疗，如氩离子凝固术、注射止血术或息肉切除术等。对原因未明的消化道出血患者有条件的医院应尽早行全小肠镜检查。⑥放射性核素^{99m}Tc：标记红细胞扫描注射^{99m}Tc 标记红细胞后，连续扫描10～60分钟，如发现腹腔内异常放射性浓聚区则视为阳性。可依据放射性浓聚区所在部位及其在胃肠道的移动来判断消化道出血的可能部位，适用于怀疑小肠出血的患者，也可作为选择性腹腔动脉造影的初筛方法，为选择性动脉造影提供依据。

(三)治疗

上消化道出血病情急，变化快，严重时可危及患者生命，应采取积极措施进行抢救。这里叙述各种病因引起的上消化道出血的治疗的共同原则，其不同点在随后各节中分别叙述。

1.抗休克

上消化道出血的初步诊断一经确立，则抗休克、迅速补充血容量应放在一切医疗措施的首位，不应忙于进行各种检查。可选用生理盐水、林格液、右旋糖酐或其他血浆代用品。出血量较大者，特别是出现循环衰竭者，应尽快输入足量同型浓缩红细胞或全血。出现下列情况时有紧急输血指征：①患者改变体位时出现晕厥。②收缩压＜12.0 kPa(90 mmHg)。③血红蛋白浓度＜70 g/L。对于肝硬化食管胃底静脉曲张破裂出血者应尽量输入新鲜血，且输血量适中，以免门静脉压力增高导致再出血。

2.迅速提高胃内酸碱度

当胃内 pH 提高至 5 时，胃内胃蛋白酶原的激活明显减少，活性降低。而 pH 升高至 7 时，则胃内的消化酶活性基本消失，对出血部位凝血块的消化作用消失，起到协助止血的作用。自身消化作用的减弱或消失，对溃疡或破损部位的修复也起促进作用，有利于出血病灶的愈合。

3.止血

根据不同的病因与具体情况，因地制宜选用最有效的止血措施。

4.监护

严密监测病情变化，患者应卧床休息，保持安静，保持呼吸道通畅，避免呕血时血阻塞呼吸道而引起窒息。严密监测患者的生命体征，如血压、脉搏、呼吸、尿量及神志变化。观察呕血及黑便情况，定期复查红细胞数、血红蛋白浓度、血细胞比容。必要时行中心静脉压测定。对老年患者根据具体情况进行心电监护。

留置鼻胃管可根据抽吸物颜色监测胃内出血情况，也可通过胃管注入局部止血药物，有助于止血。

二、消化性溃疡出血

胃及十二指肠溃疡出血占全部上消化道出血病因的 50%左右。

(一)诊断

(1)根据本病的慢性过程、周期性发作及节律性上腹痛，一般可做出初步诊断。出血前上腹部疼痛常加重，出血后可减轻或缓解。应注意约 15%患者可无上腹痛病史，而以上消化道出血为首发症状。也有部分患者虽有上腹部疼痛症状，但规律性并不明显。

(2)胃镜检查常可发现溃疡灶。对无明显病史、诊断疑难或有助于治疗时，应争取行紧急胃镜检查。若有胃镜检查禁忌证或无条件行胃镜检查，可于出血停止后数天行 X 线钡餐检查。

(二)治疗

治疗原则与上述相同。一般少量出血经适当内科治疗后可于短期内止血，大量出血则应引起高度重视，宜采取综合治疗措施。

1.饮食

目前不主张严格的禁食。若患者无呕血或明显活动性出血的征象，可予流质饮食，并逐渐过渡到半流质饮食。但若患者有频繁呕血或解稀烂黑便，甚至暗红色血便，则主张暂时禁食，直至活动性出血停止才予进食。

2.提高胃内 pH 的措施

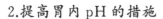

主要措施是通过静脉途经给予抑制胃酸分泌的药物。静脉使用质子泵抑制剂如奥美拉唑首剂 80 mg,然后每 12 小时 40 mg 维持。国外有报道首剂注射 80 mg后以每小时 8 mg 的速度持续静脉滴注,认为可稳定提高胃内 pH,提高止血效果。当活动性出血停止后,可改口服治疗。

3.内镜下止血

内镜下止血是溃疡出血止血的首选方法,疗效肯定。常用方法包括注射疗法,在出血部位附近注射1∶10 000肾上腺素溶液,热凝固方法(电极、热探头、氩离子凝固术等)。目前主张首选热凝固疗法或联合治疗,即注射疗法加热凝固方法,或止血类加注射疗法。可根据条件及医师经验选用。

4.手术治疗

经积极内科治疗仍有活动性出血者,应及时邀请外科医师会诊。手术治疗仍是消化性溃疡出血治疗的有效手段,其指征为:①严重出血经内科积极治疗仍不止血,血压难以维持正常,或血压虽已正常,但又再次大出血的。②以往曾有多次严重出血,间隔时间较短后又再次出血的。③合并幽门梗阻、穿孔,或疑有癌患者。

三、食管胃底静脉曲张破裂出血

食管胃底静脉曲张破裂出血为上消化道出血常见病因,出血量往往较大,病情凶险,病死率较高。

(一)诊断

(1)起病急,出血量往往较大,常有呕血。

(2)有慢性肝病史。若发现黄疸、蜘蛛痣、肝掌、腹壁静脉曲张、脾大、腹水等有助于诊断。

(3)实验室检查可发现肝功能异常,特别是白/球蛋白比例倒置、凝血酶原时间延长、血清胆红素增高。血常规检查有红细胞、白细胞及血小板减少等脾功能亢进表现。

(4)胃镜检查或食管吞钡检查发现食管静脉曲张。

值得注意的是,有不少的肝硬化消化道出血原因不是食管胃底静脉曲张破裂出血所致,而是急性胃黏膜糜烂或消化性溃疡。急诊胃镜检查对出血原因部位的诊断具有重要意义。

(二)治疗

除按前述紧急治疗、输液及输血抗休克、使用抑制胃酸分泌药物外,下列方法可根据具体情况选用。

1.药物治疗

药物治疗是各种止血治疗措施的基础,在建立静脉通路后即可使用,为后续的各种治疗措施创造条件。

(1)生长抑素及其类似品:可降低门静脉压力。国内外临床试验表明,该类药物对控制食管胃底曲张静脉出血有效,止血有效率在70%~90%,与气囊压迫相似。目前供应临床使用的有14肽生长抑素,用法是首剂250 μg静脉注射,继而3 mg加入5%葡萄糖液500 mL中,250 μg/h连续静脉滴注,连用3~5天。因该药半减期短,若输液中断超过3分钟,需追加250 μg静脉注射,以维持有效的血药浓度。奥曲肽是一种合成的8肽生长抑素类似物,具有与14肽相似的生物学活性,半减期较长。其用法是奥曲肽首剂100 μg静脉注射,继而600 μg,加入5%葡萄糖液500 mL中,以25~50 μg/h速度静脉滴注,连用3~5天。生长抑素治疗食管静脉曲张破裂出血止血率与气囊压迫相似,其最大的优点是无明显的不良反应。在硬化治疗前使用有利于减少活动性出血,使视野清晰,便于治疗。硬化治疗后再静脉滴注一段时间可减少再出血的可能。

(2)血管升压素:作用机制是通过对内脏血管的收缩作用,减少门静脉血流量,降低门静脉及其侧支的压力,从而控制食管、胃底静脉曲张破裂出血。目前推荐的疗法是0.2 U/min,持续静脉滴注,视治疗反应,可逐渐增加剂量,至0.4 U/min。如出血得到控制,应继续用药8~12小时,然后停药。如果治疗6小时后仍不能控制出血,或出血一度中止而后又复发,应及时改用其他疗法。由于血管升压素具有收缩全身血管的作用,其不良反应包括血压升高、心动过缓、心律失常、心绞痛、心肌梗死、缺血性腹痛等。

目前主张在使用血管升压素同时使用硝酸甘油,以减少前者引起的全身不良反应,取得良好效果,尤以有冠心病、高血压病史者效果更好。具体用法是在应用血管升压素后,舌下含服硝酸甘油0.6 mg,每30分钟1次。也有主张使用硝酸甘油40~400 μg/min静脉滴注,根据患者血压调整剂量。

2.内镜治疗

(1)硬化栓塞疗法(EVS):在有条件的医疗单位,EVS为当今控制食管静脉曲张破裂出血的首选疗法。多数报道EVS紧急止血成功率超过90%,EVS治疗组出血致死率较其他疗法明显降低。

适应证：一般来说，不论什么原因引起的食管静脉曲张破裂出血，均可考虑行 EVS，下列情况下更是 EVS 的指征：重度肝功能不全、储备功能低下如 Child C 级、低血浆蛋白质、血清胆红素升高的病例；合并有心、肺、脑、肾等重要器官疾病而不宜手术者；合并有预后不良或无法切除之恶性肿瘤者，尤以肝癌为常见；已行手术治疗而再度出血，不可再次手术治疗，而常规治疗无效者；经保守治疗(包括三腔二囊管压迫)无效者。

禁忌证：有效血容量不足，血循环状态尚不稳定者；正在不断大量呕血者，因为行 EVS 可造成呼吸道误吸，加上视野不清，也无法进行治疗操作；已濒临呼吸衰竭者，由于插管可加重呼吸困难，甚至呼吸停止；肝性脑病或因其他原因致意识不清而无法合作者；严重心律失常或新近发生心肌梗死者；出血倾向严重，虽然内科纠正治疗，但仍远未接近正常者；长期用三腔二囊管压迫，可能造成较广泛的溃疡及坏死者，EVS 疗效常不满意。

硬化剂的选择：常用的硬化剂有下列几种。①乙氧硬化醇(AS)：主要成分为表面麻醉剂polidocanol与乙醇；AS 的特点是对组织损伤作用小，有较强的致组织纤维作用，黏度低，可用较细的注射针注入，是一种比较安全的硬化剂；AS 可用于血管旁与血管内注射，血管旁每点 2～3 mL，每条静脉内 4～5 mL，每次总量不超过 30 mL；②乙醇胺油酸酯(EO)：以血管内注射为主，因可引起较明显的组织损害，每条静脉内不超过 5 mL，血管旁每点不超过 3 mL，每次总量不超过 20 mL；③十四羟基硫酸钠(TSS)：据报道硬化作用较强，止血效果好，用于血管内注射；④纯乙醇：以血管内注射为主，每条静脉不超过 1 mL，血管外每点不超过 0.6 mL；⑤鱼肝油酸钠：以血管内注射为主，每条静脉 2～5 mL，总量不超过 20 mL。

术前准备：补充血容量，纠正休克；配血备用；带静脉补液进入操作室；注射针充分消毒，检查内镜、注射针、吸引器性能良好；最好使用药物先控制出血，使视野清晰，便于选择注射点。

操作方法：按常规插入胃镜，观察曲张静脉情况，确定注射部位。在齿状线上 2～3 cm 穿刺出血征象和出血最明显的血管，注入适量(根据不同硬化剂决定注射量)硬化剂。每次可同时注射 1～3 条血管，但应在不同平面注射(相隔 3 cm)，以免引起术后吞咽困难。也有人同时在出血静脉或曲张最明显的静脉旁注射硬化剂，以达到直接压迫作用，继而化学性炎症、血管旁纤维结缔组织增生，使曲张静脉硬化。每次静脉注射完毕后退出注射针，用附在镜身弯曲部的止血气囊或直接用镜头压迫穿刺点 1 分钟，以达到止血的目的。若有渗血，可局部喷洒凝血酶或25%孟氏液，仔细观察无活动性出血后出镜。

术后治疗：术后应继续卧床休息，密切注意出血情况，监测血压等生命指征，禁食24小时，补液，酌情使用抗生素，根据病情继续使用降低门静脉压力的药物。首次治疗止血成功后，应在1～2周后进行重复治疗，直至曲张静脉完全消失或只留白色硬索状血管，多数病例施行3～5次治疗后可达到此目的。

并发症：较常见的并发症有：出血：在穿刺部位出现渗血或喷血，可在出血处再补注1～2针，可达到止血作用；胸痛、胸腔积液和发热：可能与硬化剂引起曲张静脉周围炎症、管溃疡、纵隔炎、胸膜炎的发生有关；食管溃疡和狭窄；胃溃疡及出血性胃炎：可能与EVS后胃血流淤滞加重、应激、从穿刺点溢出的硬化剂对胃黏膜的直接损害有关。

(2)食管静脉曲张套扎术(EVL)：适应证、禁忌证与EVS大致相同。其操作要点是在内镜直视下把曲张静脉用负压吸引入附加在内镜前端特制的内套管中，然后通过牵拉引线，使内套管沿外套管回缩，把原放置在内套管上的特制橡皮圈套入已被吸入内套管内的静脉上，阻断曲张静脉的血流，起到与硬化剂栓塞相同的效果。每次可套扎5～10个部位。和EVS相比，两者止血率相近，可达90%左右。其优点是EVL不引起注射部位出血和系统并发症，值得进一步推广。

3.三腔二囊管

三腔二囊管压迫是传统的有效止血方法，其止血成功率在44%～90%，由于存在一定的并发症，目前大医院已较少使用。主要用于药物效果不佳，暂时无法进行内镜治疗者，也适用于基层单位不具备内镜治疗的技术或条件者。

(1)插管前准备：①向患者说明插管的必要性与重要性，取得其合作。②仔细检查三腔管各通道是否通畅，气囊充气后作水下检查有无漏气，同时测量气囊充气量，一般胃囊注气200～300 mL[用血压计测定内压，以5.3～6.7 kPa(40～50 mmHg)为宜]，食管囊注气150～200 mL[压力以4.0～5.3 kPa(30～40 mmHg)为宜]，同时要求注气后气囊膨胀均匀，大小、张力适中，并做好各管刻度标记。③插管时若患者能忍受，最好不用咽部麻醉剂，以保存喉头反射，防止吸入性肺炎。

(2)正确的气囊压迫：插管前先测知胃囊上端至管前端的距离，然后将气囊完全抽空，气囊与导管均外涂液状石蜡，通过鼻孔或口腔缓缓插入。当至50～60 cm刻度时，套上50 mL注射器从胃管作回抽。如抽出血性液体，表示已到达胃腔，并有活动性出血。先将胃内积血抽空，用生理盐水冲洗。然后用注射器注气，将胃气囊充气200～300 mL，再将管轻轻提拉，直到感到管子有弹性阻力时，表示胃气囊已压于胃底贲门部，此时可用宽胶布将管子固定于上唇一侧，并用滑车加重量 500 g(如 500 mL 生理盐水瓶加水250 mL)牵引止血。定时抽吸胃管，若不再抽出血性液体，说明压迫有效，此时可继续观察，不用再向食管囊注气。否则应向食管囊充气 150～200 mL，使压力维持在 4.0～5.3 kPa(30～40 mmHg)，压迫出血的食管曲张静脉。

(3)气囊压迫时间：第一个 24 小时可持续压迫，定时监测气囊压力，及时补充气体。每 1～2 小时从胃管抽吸胃内容物，观察出血情况，并可同时监测胃内 pH。压迫 24 小时后每间隔 6 小时放气 1 次，放气前宜让患者吞入液状石蜡 15 mL，润滑食管黏膜，以防止囊壁与黏膜黏附。先解除牵拉的重力，抽出食管囊气体，再放胃囊气体，也有人主张可不放胃囊气体，只需把三腔管向胃腔内推入少许则可解除胃底黏膜压迫。每次放气观察 30 分钟后再注气压迫。间歇放气的目的在于改善局部血循环，避免发生黏膜坏死糜烂。出血停止 24 小时后可完全放气，但仍将三腔管保留于胃内，再观察 24 小时，如仍无再出血方可拔出。一般三腔二囊管放置时间以不超过 72 小时为宜，也有报告长达 7 天而未见黏膜糜烂者。

(4)拔管前后注意事项：拔管前先给患者服用液状石蜡 15～30 mL，然后抽空 2 个气囊中的气体，慢慢拔出三腔二囊管。拔管后仍需禁食 1 天，然后给予温流质饮食，视具体情况再逐渐过渡到半流质和软食。

三腔二囊管如使用不当，可出现以下并发症：①曲张静脉糜烂破裂。②气囊脱出阻塞呼吸道引起窒息。③胃气囊进入食管导致食管破裂。④食管和/或胃底黏膜因受压发生糜烂。⑤呕吐反流引起吸入性肺炎。⑥气囊漏气使止血失败，若不注意观察可继续出血引起休克。

4.经皮经颈静脉肝穿刺肝内门体分流术(TIPS)

TIPS 是在影像学 X 线监视下的介入治疗技术。通过颈静脉插管到达肝静脉，用特制穿刺针穿过肝实质，进入门静脉。放置导线后反复扩张，最后在这个人工隧道内置入 1 个可扩张的金属支架，建立人工瘘管，实施门体分流，降低门静脉压力，达到治疗食管胃底曲张静脉破裂出血的目的。TIPS 要求有匹配的设备与技术，费用昂贵，推广普及尚有困难。

5.手术治疗

大出血时有效循环血量骤降，肝供血量减少，可导致肝功能进一步的恶化，患者对手术的耐受性低，急症分流术死亡率达 30%，断流术死亡率达 43.3%。因此，在大出血期间应尽量采用各种非手术治疗，若不能止血才考虑行外科手术治疗。急症手术原则上采取并发症少、止血效果确切及简易的方法，如食管胃底曲张静脉缝扎术、门-奇静脉断流术等。待出血控制后再行择期手术，如远端脾-肾静脉分流术等，以解决门静脉高压问题，预防再出血。

四、其他原因引起的上消化道出血

(一)急性胃黏膜损害

本病是以一组胃黏膜糜烂或急性溃疡为特征的急性胃黏膜表浅性损害，常引起急性出血。主要包括急性出血性糜烂性胃炎和应激性溃疡，是上消化道出血的常见病因。

1.病因

(1)服用非甾体抗炎药(阿司匹林、吲哚美辛等)。

(2)喝大量烈性酒。

(3)应激状态(大面积烧伤、严重创伤、脑血管意外、休克、败血症、心肺功能不全等)。

2.诊断

(1)具备上述病因之一者。

(2)出血后24～48小时内急诊胃镜检查发现胃黏膜(以胃体为主)多发性糜烂或急性浅表小溃疡；有时可见活动性出血。

3.治疗

本病以内科治疗为主。一般急救措施及补充血容量、抗休克与前述相同。本病的治疗要点是。

(1)迅速提高胃内pH，以减少H^+反弥散，降低胃蛋白酶活力，防止胃黏膜自身消化，帮助凝血。可选用质子泵抑制剂如奥美拉唑或潘妥拉唑。

(2)内镜下直视止血：包括出血部位的注射疗法、电凝止血或局部喷洒止血药(凝血酶或去甲肾上腺素溶液等)。

(3)手术治疗：应慎重考虑，因本病病变范围广泛，加上手术本身也是一种应激。对经内科积极治疗无效、出血量大者可考虑手术治疗。

(二)胃癌出血

胃癌一般为持续小量出血，急性大量出血者占20%～25%，对中年以上男性患者，近期内出现上腹部疼痛或原有疼痛规律消失，食欲下降，消瘦，贫血程度与出血量不符者，应警惕胃癌出血的可能。内镜、活检或X线钡餐检查可明确诊断。治疗方法是补充血容量后及尽早手术治疗。

(三)食管贲门黏膜撕裂综合征

由于剧烈干呕、呕吐或可致腹腔内压力骤增的其他原因，造成食管贲门部黏膜及黏膜下层撕裂并出血。为上消化道出血的常见病因之一，约占上消化道出血病因的10%，部分患者可致严重出血。急诊内镜检查是确诊的最重要方法，镜下可见纵向撕裂，长为3～20 mm，宽为2～3 mm，大多为单个裂伤，以右侧壁最多，左侧壁次之，可见到病灶渗血或有血痂附着。

治疗上除按一般上消化道出血原则治疗外，可在内镜下使用钛夹、电凝、注射疗法等。使用抑制胃酸分泌药物可减少胃酸反流，促进止血与损伤组织的修复。

(四)胆管出血

本病是指胆管或其流入路径中的出血现象，可分为肝内型和肝外型出血。肝内型出血多为肝外伤、肝脏活检、PTC、感染和中毒后肝坏死、血管瘤、恶性肿瘤、肝动脉栓塞等病因所致。肝外型出血多为胆结石、胆管蛔虫、胆管感染、胆管肿瘤、经内镜胆管逆行造影下十二指肠乳头括约肌切开术后、T管引流等引起。

1.诊断

(1)有上述致病因素存在，临床上出现三大症状：消化道出血、胆绞痛及黄疸。

(2)经内镜检查未发现食管和胃内的出血病变，而十二指肠乳头部有血液或血块排出，即可确认胆管出血。必要时可行ERCP、PTC、选择性动脉造影、腹部探查中的胆管造影、术中胆管镜直视检查等，均有助于确诊。

2.治疗

首先要查明原发疾病，只有原发病查明后才能制定正确的治疗方案。轻度的胆管出血，一般可用保守疗法止血，急性胆管大出血则应及时手术治疗。除按上述一般紧急治疗、输液及输血、止血药物使用外，以下措施应着重进行。

(1)病因治疗。①控制感染：由于肝内或胆管内化脓性感染所引起的出血，控制感染至关重要，可选用肝胆管系统内浓度较高的抗生素，如头孢菌素类、喹诺酮类等抗生素静脉滴注，可联合以上两种抗生素。②驱蛔治疗：由胆管蛔虫引起者，主要措施是驱蛔、防治感染、解痉镇痛。在内镜直视下钳取嵌顿在壶腹内的蛔虫是一种有效措施。

(2)手术治疗：有下列情况可考虑手术治疗。①持续胆管大出血，经各种治疗仍血压不稳，休克未能有效控制者。②反复的胆管出血，经内科积极治疗无效者。③肝内或肝外有需要处科手术治疗的病变存在者。

第三节 暴发性肝衰竭

暴发性肝衰竭(FHF)是指突然出现大量肝细胞坏死或肝功能显著异常,并在首发症状出现后8周内发生肝性脑病(HE)的一种综合征。其临床特点是起病急、病情危重,症状表现多样,肝细胞广泛坏死,目前缺乏有效治疗手段,病死率高。

一、病因与发病机制

(一)病因

1.病毒感染

(1)肝炎病毒:包括各型肝炎病毒,其中以乙肝病毒所致者占首位。

(2)其他病毒:如EB病毒、巨细胞病毒、疱疹病毒及柯萨奇病毒等。

2.药物及化学毒物

(1)药物性肝损伤最常见,如抗结核药、对乙酰氨基酚(扑热息痛)、四环素、甲基多巴、氟烷、单胺氧化酶抑制剂及磺胺药等。

(2)化学性毒物如四氯化碳、毒蕈及无机磷等。

3.代谢异常

如急性妊娠期脂肪肝、半乳糖血症、遗传性酪氨酸血症、Reye综合征及Wilson病等。

4.肝脏缺血及缺氧

如各种原因所致的充血性心力衰竭、感染性休克、肝血管阻塞等。

5.肿瘤

如原发性或继发性肝癌,以后者为常见。

(二)发病机制

1.致病因素对肝细胞损伤

(1)肝炎病毒导致肝细胞坏死:急性肝炎有3.8%~6.7%可发生FHF。这取决于肝炎病毒的致病力和机体对该病毒敏感性。其机制是:①病毒直接使肝细胞变性坏死。②机体产生的免疫抗体对病毒感染的肝细胞(靶细胞)发生免疫破坏作用。

(2)药物或毒物对肝细胞损伤:某些药物(如抗结核药)在肝脏内分解代谢,其代谢产物以共价键与肝细胞连接,形成新的大分子结构,是造成肝细胞坏死的重要原因之一;酶诱导剂能增强单胺氧化酶抑制剂的肝细胞毒性作用;四环素可结合到肝细胞的 tRNA 上,影响肝细胞的合成作用;毒蕈含有蝇蕈碱,能抑制肝细胞 RNA 聚合酶,抑制肝细胞蛋白质合成。

2.肝内代谢物浓度的影响

肝细胞大量坏死导致肝功能严重损伤,因此,与肝脏有关的体内许多代谢产物浓度也发生显著变化,表现为内源性和外源性异常物质增多,如血氨、短链脂肪酸(SCFA)、硫醇、乳酸等毒性物质增加;反之,维持人体正常功能的物质,如支链氨基酸、α 酮戊二酸、延胡索酸及草酰乙酸减少,干扰脑组织代谢,可产生精神、神经症状,严重时可发生肝性脑病。

二、诊断

(一)临床表现

临床表现取决于原发病及肝损害程度,而且常伴有多脏器功能受累。

1.神经系统障碍(脑病)

疾病早期因两侧前脑功能障碍,表现为性格改变和行为异常,如情绪激动、视幻觉、精神错乱、睡眠颠倒。病情加重后累及脑干功能受损,出现意识障碍,陷入昏迷,称为肝性脑病。

2.黄疸

出现不同程度的黄疸,且进行性加重。

3.脑水肿

50%～80%患者有脑水肿表现,如呕吐,球结膜水肿,并使昏迷程度加深。当发生脑疝时两侧瞳孔大小不等,可致呼吸衰竭死亡。

4.出血

因肝功严重受损使凝血因子合成减少,故常伴有严重出血倾向,危重者可发生急性 DIC。主要表现上消化道出血及皮肤黏膜广泛出血。若发生大出血后,血容量减少,血氨增高,诱发或加重肝性脑病。

5.肺部病变

患者可发生多种肺部病变,如肺部感染、肺水肿及肺不张等,其中肺水肿的发生率异常增高,可导致突然死亡。

6.肾衰竭

FHF 患者合并急性肾衰竭的发生率 70%～80%。出现少尿、无尿、氮质血症及电解质紊乱的表现。

7.低血压

大多数患者伴有低血压,其原因是出血、感染、心肺功能不全及中枢性血管运动功能受损所致。

(二)辅助检查

1.血清转氨酶

早期升高,晚期可降至正常。

2.血清胆红素

以结合胆红素升高为主,并出现“酶胆分离”现象,即胆红素进行性升高时转氨酶却降低,提示预后不良。

3.凝血与抗凝功能检查

多种凝血因子活性降低,凝血酶原时间延长,且用维生素 K 不能纠正。抗凝血酶Ⅲ和 α 血浆抑制物合成障碍,与肝脏受损程度呈正相关,可用于对预后判断。

4.血清蛋白与前清蛋白

早期患者血清前清蛋白及清蛋白即可明显降低,可用于早期诊断。

5.血浆氨基酸

FHF 患者血液芳香族氨基酸显著增高,支链氨基酸降低。

6.甲胎蛋白

血清甲胎蛋白轻度升高。

7.影像学检查

如腹部超声、CT、磁共振等检查,可观察肝脏萎缩和坏死程度。

8.脑压检测

颅内压升高,常用持续导管测压。

(三)诊断标准

1983 年 Koretz 提出早期诊断要点如下。

(1)患者无肝炎病史,体检时肝脏明显缩小,周身情况渐差。

(2)神志模糊,或近期有性格、行为改变。

(3)肝功能检查异常、凝血酶原时间延长,超过对照 3 秒以上。

(4)低血糖。

(5)重度高胆红素血症。

(6)血氨升高。

(7)脑电图异常。

三、急救措施

FHF 的病因复杂，病情变化多端，进展迅速，治疗上必须采取综合措施才能降低病死率，具体措施如下。

(一)严密监护及支持疗法

(1)患者应安置在监护病房。严格记录各项生命体征及精神、神经情况，预防感染，对病情变化应及时处理。

(2)补充足够的热量及营养，每天热量至少 1 200～1 600 kJ，必须输注 10%葡萄糖液、多种维生素，适当辅以新鲜血浆、全血和清蛋白等。

(3)维持电解质和酸碱平衡，特别应纠正低血钾，如出现稀释性低血钠，应限制入水量。

(二)护肝治疗

1.胰高血糖素

胰岛素疗法可用胰高血糖素 1 mg，胰岛素 8 U，溶于 10%葡萄糖溶液 250～500 mL 中静脉滴注，每天 1 次，2 周为 1 个疗程。本疗法可阻止肝坏死，促进肝细胞再生。

2.能量合剂

每天 1 剂，同时可给肝素 250 mL。

3.六合或复方氨基酸

复方氨基酸 250 mL，或支链氨基酸 250～500 mL 静脉滴注，可调整体内氨基酸失衡。

4.促肝细胞生长因子(HGF)

每天 80～120 mg，溶于 5%～10%葡萄糖溶液 250～500 mL 中静脉滴注。该药可促进肝细胞再生，保护肝细胞膜，并能增强肝细胞清除内毒素的功能。

(三)并发症的治疗

1.肝性脑病

可采取的治疗方式包括支持治疗、药物治疗及对症治疗等。禁止或限制蛋白质摄入、脱氨、酸化肠道减少氨的吸收、抗感染、必要时甘露醇脱水等治疗。

2.出血倾向

对皮肤黏膜出血可用足量维生素 K_1，输注新鲜血浆以及补充凝血因子、凝血酶原复合物、酚磺乙胺等；消化道常发生急性胃黏膜病变而出血，可用组织胺 H_2 受体阻滞剂及壁细胞质子泵阻滞剂奥美拉唑，或口服凝血酶；若发生 DIC 出血时应使用肝素每次 0.5～1 mg/kg，加入 5%～10% 葡萄糖溶液 500 mL 中静脉滴注，用试管法测定凝血时间，维持在 20～25 分钟，出血好转后停药。在肝素化的基础上，给予新鲜血浆或全血。

3.脑水肿

限制输液量，常规应用脱水剂，如 20% 甘露醇 200 mL，快速静脉滴注，每6～8 小时 1 次；地塞米松 5～10 mg，静脉滴注，每 8～12 小时 1 次。

4.肾衰竭

早期可常规使用利尿剂，如尿量仍不增加，按功能性肾衰竭处理，或行透析疗法。

5.感染

必须尽早抗感染治疗。应避免使用有损肝功能和肾功能的抗生素，如红霉素、四环素和氨基甙类药物。常选用氨苄西林和头孢菌素类抗生素。

6.调整免疫功能

可用胸腺素 20 mg 加入 10% 葡萄糖内静脉滴注；干扰素 10×10^5 U，每周 2～3 次，肌内注射。

(四)肝移植

肝移植是目前较先进的治疗方法，但价格昂贵、条件受限，目前尚难普及应用。

公共卫生篇

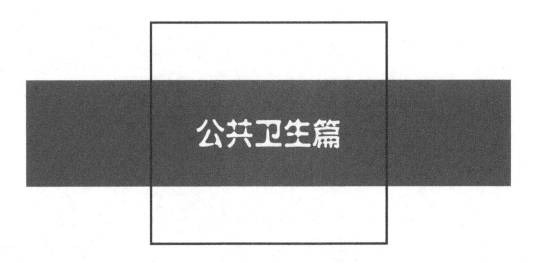

第五章　传染病的预防与控制

第一节　急性传染病的预防与控制

传染病一直是威胁人类生命与健康的严重疾病。随着社会经济的发展，传染病不再是单纯的卫生和健康问题，而成为一个与政治、经济、安全、稳定等密切相关的重大社会问题。

自2003年传染性非典型肺炎（严重急性呼吸综合征，SARS）暴发以后，国家逐步建立了公共卫生事件应急机制及传染病防控和救治体系。但由于全球化步伐的加快、人类生存环境的破坏、人们生活观念和行为方式的改变，使传染病变得越来越复杂化，危害性越来越大。同时，我国目前按人口计算经济水平较低，传染病各项监控制度尚不健全，群众防治意识仍有待提高，这些都给我国传染病的防控带来诸多困难。

为加强我国新形势下传染病防控工作，我国人大修订了《中华人民共和国传染病防治法》，2004年12月1日正式实施。新传染病防治法着重突出以下6个方面：①突出传染病的预防和预警；②完善传染病疫情报告、通报和公布制度；③进一步完善传染病暴发、流行时的控制措施；④设专章规定传染病救治工作制度；⑤加强传染病防治保障制度建设；⑥做到保护公民个人权利与维护社会公众利益的均衡。

针对急性呼吸道传染病，于2007年5月制定并开始实施《全国不明原因肺炎病例监测、排查和管理方案》，并于2013年进行修订，在全国范围内进行急性呼吸道传染病的排查和管理，并应用于随后发生的人感染 H_7N_9 禽流感病毒以及中东呼吸综合征新型冠状病毒感染的管理。

通过立法和宣传，提高全社会对传染病严重性的认识，加大防治宣传力度，加强传染病的依法管理、科学管理和严格管理，对保障社会稳定与建设的顺利进行具有重大的现实意义。

一、认真落实《中华人民共和国传染病防治法》，建立和完善各项规章制度

2003年非典(SARS)的暴发，暴露了我国公共卫生基础建设和突发公共卫生应急系统建设与管理中的许多不足。党和国家对此高度重视，及时总结了抗击SARS和人感染高致病性禽流感(禽流感)疫情的经验教训，先后颁布、修改了《突发公共卫生事件应急条例》和《传染病防治法》等一系列法律、法规，为传染病的现代化管理提供了法律依据。各级相关部门应该加强监管，同时完善一些相关制度，加强执行力。

二、大力加强传染病防治宣传

由于我国地区发展水平不平衡，受教育程度参差不齐，对传染病的危害认识不足。大多数农村地处偏远地区，经济落后，缺乏传染病防控技术和设备，专业人员和资金短缺，群众防治知识和意识薄弱。因此，应加大传染病防治宣传力度，提高群众对传染病的防范意识，增加防治知识，改变不良生活习惯和行为，提高素质，创建全民参与防治传染病的良好社会氛围。传染病防治的经验和实践表明，防控传染性疾病全社会都有责任，只有人人参与，才能合力预防传染病。

三、加强国内外的交流与合作

经济全球化同时也使传染病全球化，使得传染病可在全球范围内迅速传播。因此，对传染病，特别是有全球大流行潜在威胁的传染病的监控和预防，不是一个地区和国家能够承担的，需要国际、国内各个层次和领域之间的通力合作，SARS和禽流感的防治经验就充分证明了这一点。加强各个层次和领域之间的交流与合作，首先是需要加强国际间的交流与合作，特别是对有全球流行趋势的传染病的防治管理。其次是需要国内各个层次和领域之间的交流与合作。如卫生、农业、科学、交通口岸、制药业等部门的大力协作，以及社会和公众的配合。只有这样才能达到迅速、全面控制传染病流行的目的。

四、采取有效传染病预防措施

(一)控制和管理传染源

对患者、病原携带者应早期发现，早期诊断，及时隔离，尽早治疗。对传染病的接触者进行检疫和处理，对感染和携带病原体动物及时处理。应加强传染病

患者、病原携带者的管理，严格执行法律、法规、规章，认真落实各种常规和技术规范，在规定时间内进行准确网络上报。

卫健委颁布的《突发公共卫生事件与传染病疫情监测信息报告管理办法》要求：对突发公共卫生事件和传染病要实行属地化管理，当地疾病预防控制机构负责对突发公共卫生事件和传染病进行信息监督报告和管理，并建立流行病学调查队伍和实验室，负责公共卫生信息网络维护和管理、疫情资料报告等工作。卫健委要求各级疾病预防控制机构要按照国家公共卫生监测体系网络系统平台的要求，充分利用上传的信息资料，建立突发公共卫生事件和传染病疫情定期分析通报制度，常规监测时每个月不少于3次疫情分析与通报，紧急情况下每天进行疫情分析与通报。对突发公共卫生事件和传染病疫情，卫健委将如实通报公布。

对传染病患者和病原携带者按照“强制管理、严格管理、分类管理、监测管理”的原则，进行综合防控，对各类传染病患者统一由传染病专科医院收治，严禁进入食品、饮水等行业。加强对高危人群的监控，定期进行查体、监测，以防患于未然。尽可能减少传染病对人民群众健康和生命的危害。传染病的管理也应该与时俱进，不同时期，管理的侧重点也有所不同。目前阶段，应关注以下几方面。

1.加强对农民工等流动人员的传染病管理

随着市场经济的发展，大量的农民工进入城市，由于从一个相对封闭的区域进入开放地区，使农民工成为传染病的高危人群。同时，由于其流动性和聚居性，也成了传染病流行的重要途径。因此加强对农民工等流动人口的教育和管理，为他们提供必要的医疗保障，是传染病防治管理工作中的重要环节。

2.加强对传染源动物的防治措施

很多急性传染病通过动物可引起更大范围的传播和流行。除了鼠疫、肾综合征出血热、钩体病、狂犬病等经典传染病以外，一些新发传染病如禽流感、人感染猪链球菌病等也被明确与某些动物传染播散有关。因此，必须对可疑动物采取捕杀、隔离治疗、检疫等相关措施，以利于疫情的控制、疾病的预防。

3.加强医院感染管理，防止医源性感染

医院是各种患者的聚居处，人员流动大，病种情况复杂，如缺乏对传染病的高度警惕，很可能成为传染病传播的源头，SARS流行期间，我国有惨痛的教训。因此，应大力加强医院管理，按照布局科学、结构合理、设施先进、功能齐全的原则，严格按照国家的有关标准进行。综合医院应坚持开设不同出、入口的肠道门诊和发热门诊，防止交叉感染做好疫源检查。严格消毒隔离工作，控制好传染病源头。积极对医务人员进行传染病防治教育，及时更新传染病防治知识，强化法制观念，认真执行疫情报告制度。

加强一次性医疗用品和医疗废物的管理：按照《医院感染管理办法》要求，医院应对购进的消毒药械、一次性使用医疗器械、器具的相关证明进行审核，必须各种证件齐全，才能进入医院，要求临床科室在使用一次性无菌医疗用品前认真检查，凡有质量问题或过期产品严禁使用，并及时反馈。医疗废物严格分类收集，感染性废弃物、病理性废弃物、损伤性废弃物、药物性废弃物及化学性废弃物等不得混合收集，做到分类放置、专人回收。

4.公共卫生系统的快速反应和隔离观察的管理

SARS和禽流感之后，卫生系统认真总结了经验和教训，制定一系列公共卫生事件的应急措施和快速反应的管理流程。不仅要求对急性期患者进行网络上报、积极治疗及隔离，同时基于完善的登记制度，对所有与传染源有密切接触、可能受染的易感者进行管理，不仅接种相应的疫苗和特异性免疫球蛋白以及药物的预防，同时应对接触者进行严格的医学观察、卫生处理以及检疫。

(二)切断传播途径

各种传染病通过不同的传播途径进行传播和流行。对于新发传染病，一定要尽快研究确定传染源和传播途径，才能消除公众恐慌并进行有效的疫情控制。根据《中华人民共和国传染病防治法》《医院感染管理办法》及《消毒管理办法》制定了《医院隔离技术规范》标准。规定了医院隔离的管理要求、建筑布局与隔离要求、医务人员防护用品的使用和不同传播途径疾病的隔离与预防。其中明确了一些相关定义。

标准预防：针对医院所有患者和医务人员采取的一组预防感染措施。包括手卫生，根据预期可能的暴露部位选用手套、隔离衣、口罩、护目镜或防护面屏，以及安全注射。也包括穿戴合适的防护用品处理患者环境中污染的物品与医疗器械。标准预防基于患者的血液、体液、分泌物(不包括汗液)、非完整皮肤和黏膜均可能含有感染性因子的原则，进行相应的预防。

空气传播：带有病原微生物的微粒子(直径≤5 μm)通过空气流动导致的疾病传播。

飞沫传播：带有病原微生物的飞沫核(直径>5 μm)，在空气中短距离(1 m内)移动到易感人群的口、鼻黏膜或眼结膜等导致的传播。

接触传播：病原体通过手、媒介物直接或间接接触导致的传播。

不同的传染病，传播途径不同。应根据实际情况，做以下隔离消毒。

1.呼吸道隔离

主要措施:①患同种疾病的病员安置一室,有条件的医院应使此种病员远离其他病区。病室通向走廊的门窗须关闭,出入应随手关门,以防病原体随空气向外传播,接触病员须戴口罩、帽子及穿隔离衣。②病室内每天用紫外线进行空气消毒一次。③病员的口鼻分泌物及痰需用等量的20%含氯石灰(漂白粉)溶液或生石灰混合搅拌后静置2小时才能倒掉。也可将痰液煮沸15~30分钟。

2.消化道隔离

主要措施:①不同病种最好能分室居住,如条件不允许,也可同居一室,但必须做好床边隔离,每一病床应加隔离标记,病员不准互相接触,以防交叉感染。②每一病员应有自己的食具和便器(消毒后方可给他人使用),其排泄物、呕吐物、剩余食物均须消毒。③护理人员在接触病员时,须按病种分别穿隔离衣,并消毒双手。④病室应有防蝇设备,保持无蝇,无蟑螂。

3.洗手

要符合卫健委颁发的医务人员手卫生规范标准(WS/T 313)。大力宣传六步洗手法。

4.环境、食品、水卫生的管理和监督

大多数传染病与环境卫生、食品卫生不良以及水污染相关。因此,加强环境、食品以及水源的卫生管理和监督至关重要。

(三)保护易感人群

积极开展预防接种,提高人群的免疫力、降低易感性是十分重要的措施。继乙型肝炎疫苗纳入计划免疫后,已取得了喜人成绩,我国1~59岁人群HBsAg流行率已由1992年的9.75%降至2006年的7.18%。此外,天花的消灭、脊髓灰质炎的控制,均与接种疫苗有关。因此,继续坚持有效的预防接种,对传染病的预防可起到关键作用。此外,还应注意生活规律,加强身体锻炼,提高体质。

(四)检疫

对有全球流行趋势的传染病的防治管理中,检疫起到非常重要的作用。有国境卫生检疫和疫区检疫之分。

1.国境卫生检疫

为控制传染病由国外传入或由国内传出,在海关、边境、口岸等国境对人员、行李、货物以及交通工具实施医学、卫生检查和处理。根据不同疾病的潜伏期制定检疫期并按规定进行预防接种或医学观察。

2.疫区检疫

包括国内不同流行区(疫区)或疫区与非疫区之间限制往来;对传染源进行隔离治疗;对疫区进行消毒、杀虫、带菌动物处理;对接触者进行医学观察、隔离治疗;对易感者进行预防接种、被动免疫或药物预防等。

虽然我国传染病的防治和管理工作取得了可喜的成绩,但由于新的传染病不断出现、旧的传染病的重新肆虐,其防治和管理工作仍任重而道远。要认真贯彻落实《中华人民共和国传染病防治法》等法律、法规和规章,努力把传染病纳入法制化、科学化和规范化管理的轨道,为人类最终消灭传染病作出应有的贡献。

第二节 艾滋病的预防与控制

一、艾滋病防治管理

为了预防、控制艾滋病的发生与流行,保障人体健康和公共卫生,根据传染病防治法,国家制定了艾滋病防治条例。该条例自 2006 年 3 月 1 日起施行。

(一)一般规定

(1)艾滋病防治工作坚持预防为主、防治结合的方针,建立政府组织领导、部门各负其责、全社会共同参与的机制,加强宣传教育,采取行为干预和关怀救助等措施,实行综合防治。

(2)任何单位和个人不得歧视艾滋病病毒感染者、艾滋病患者及其家属。艾滋病病毒感染者、艾滋病患者及其家属享有的婚姻、就业、就医、入学等合法权益受法律保护。

(3)县级以上人民政府统一领导艾滋病防治工作,建立健全艾滋病防治工作协调机制和工作责任制,对有关部门承担的艾滋病防治工作进行考核、监督。县级以上人民政府有关部门按照职责分工负责艾滋病防治及其监督管理工作。

(4)国务院卫生主管部门会同国务院其他有关部门制定国家艾滋病防治规划;县级以上地方人民政府依照本条例规定和国家艾滋病防治规划,制定并组织实施本行政区域的艾滋病防治行动计划。

(5)国家鼓励和支持工会、共产主义青年团、妇女联合会、红十字会等团体协助各级人民政府开展艾滋病防治工作。居民委员会和村民委员会应当协助地方

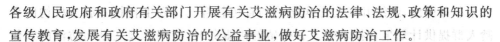

各级人民政府和政府有关部门开展有关艾滋病防治的法律、法规、政策和知识的宣传教育，发展有关艾滋病防治的公益事业，做好艾滋病防治工作。

(6)各级人民政府和政府有关部门应当采取措施，鼓励和支持有关组织和个人依照本条例规定以及国家艾滋病防治规划和艾滋病防治行动计划的要求，参与艾滋病防治工作，对艾滋病防治工作提供捐赠，对有易感染艾滋病病毒危险行为的人群进行行为干预，对艾滋病病毒感染者、艾滋病患者及其家属提供关怀和救助。

(7)国家鼓励和支持开展与艾滋病预防、诊断、治疗等有关的科学研究，提高艾滋病防治的科学技术水平；鼓励和支持开展传统医药以及传统医药与现代医药相结合防治艾滋病的临床治疗与研究。国家鼓励和支持开展艾滋病防治工作的国际合作与交流。

(8)县级以上人民政府和政府有关部门对在艾滋病防治工作中作出显著成绩和贡献的单位和个人，给予表彰和奖励。对因参与艾滋病防治工作或者因执行公务感染艾滋病病毒，以及因此致病、丧失劳动能力或者死亡的人员，按照有关规定给予补助、抚恤。

(二)宣传教育

(1)地方各级人民政府和政府有关部门应当组织开展艾滋病防治以及关怀和不歧视艾滋病病毒感染者、艾滋病患者及其家属的宣传教育，提倡健康文明的生活方式，营造良好的艾滋病防治的社会环境。

(2)地方各级人民政府和政府有关部门应当在车站、码头、机场、公园等公共场所以及旅客列车和从事旅客运输的船舶等公共交通工具显著位置，设置固定的艾滋病防治广告牌或者张贴艾滋病防治公益广告，组织发放艾滋病防治宣传材料。

(3)县级以上人民政府卫生主管部门应当强化艾滋病防治的宣传教育工作，以提高公众对艾滋病的认知和预防意识，对有关部门、组织和个人开展艾滋病防治的宣传教育工作提供技术支持。医疗卫生机构应当组织工作人员学习有关艾滋病防治的法律、法规、政策和知识；医务人员在开展艾滋病、性病等相关疾病咨询、诊断和治疗过程中，应当对就诊者进行艾滋病防治的宣传教育。

(4)县级以上人民政府教育主管部门应当指导、督促高等院校、中等职业学校和普通中学将艾滋病防治知识纳入有关课程，开展有关课外教育活动。高等院校、中等职业学校和普通中学应当组织学生学习艾滋病防治知识。

(5)县级以上人民政府人口和计划生育主管部门应当利用计划生育宣传和

技术服务网络，组织开展艾滋病防治的宣传教育。计划生育技术服务机构向育龄人群提供计划生育技术服务和生殖健康服务时，应当开展艾滋病防治的宣传教育。

(6)县级以上人民政府有关部门和从事劳务中介服务的机构，应当对进城务工人员加强艾滋病防治的宣传教育。

(7)出入境检验检疫机构应当在出入境口岸加强艾滋病防治的宣传教育工作，对出入境人员有针对性地提供艾滋病防治咨询和指导。

(8)国家鼓励和支持妇女联合会、红十字会开展艾滋病防治的宣传教育，将艾滋病防治的宣传教育纳入妇女儿童工作内容，提高妇女预防艾滋病的意识和能力，组织红十字会会员和红十字会志愿者开展艾滋病防治的宣传教育。

(9)地方各级人民政府和政府有关部门应当采取措施，鼓励和支持有关组织和个人对有易感染艾滋病病毒危险行为的人群开展艾滋病防治的咨询、指导和宣传教育。

(10)广播、电视、报刊、互联网等新闻媒体应当开展艾滋病防治的公益宣传。

(11)机关、团体、企业事业单位、个体经济组织应当组织本单位从业人员学习有关艾滋病防治的法律、法规、政策和知识，支持本单位从业人员参与艾滋病防治的宣传教育活动。

(12)县级以上地方人民政府应当在医疗卫生机构开通艾滋病防治咨询服务电话，向公众提供艾滋病防治咨询服务和指导。

(三)预防与控制

(1)国家建立健全艾滋病监测网络。国务院卫生主管部门制定国家艾滋病监测规划和方案。省、自治区、直辖市人民政府卫生主管部门根据国家艾滋病监测规划和方案，制定本行政区域的艾滋病监测计划和工作方案，组织开展艾滋病监测和专题调研，掌握艾滋病疫情变化情况和流行趋势。疾病预防控制机构负责对艾滋病发生、流行以及影响其发生、流行的因素开展监测活动。出入境检验检疫机构负责对出入境人员进行艾滋病监测，并将监测结果及时向卫生主管部门报告。

(2)国家实行艾滋病自愿咨询和自愿检测制度。县级以上地方人民政府卫生主管部门指定的医疗卫生机构，应当按照国务院卫生主管部门会同国务院其他有关部门制定的艾滋病自愿咨询和检测办法，为自愿接受艾滋病咨询、检测的人员免费提供咨询和初筛检测。

(3)国务院卫生主管部门会同国务院其他有关部门根据预防、控制艾滋病的需要，可以规定应当进行艾滋病检测的情形。

(4)省级以上人民政府卫生主管部门根据医疗卫生机构布局和艾滋病流行情况，按照国家有关规定建立艾滋病检测工作的实验室。国家出入境检验检疫机构按照国务院卫生主管部门规定的标准和规范，确定承担出入境人员艾滋病检测工作的实验室。

(5)县级以上地方人民政府和政府有关部门应当依照本条例规定，根据本行政区域艾滋病的流行情况，制定措施，鼓励和支持居民委员会、村民委员会以及其他有关组织和个人推广预防艾滋病的行为干预措施，帮助有易感染艾滋病病毒危险行为的人群改变行为。有关组织和个人对有易感染艾滋病病毒危险行为的人群实施行为干预措施，应当符合本条例的规定以及国家艾滋病防治规划和艾滋病防治行动计划的要求。

(6)县级以上人民政府应当建立艾滋病防治工作与禁毒工作的协调机制，组织有关部门落实针对吸毒人群的艾滋病防治措施。省、自治区、直辖市人民政府卫生、公安和药品监督管理部门应当互相配合，根据本行政区域艾滋病流行和吸毒者的情况，积极稳妥地开展对吸毒成瘾者的药物维持治疗工作，并有计划地实施其他干预措施。

(7)县级以上人民政府卫生、人口和计划生育、工商、药品监督管理、质量监督检验检疫、广播电影电视等部门应当组织推广使用安全套，建立和完善安全套供应网络。

(8)省、自治区、直辖市人民政府确定的公共场所的经营者应当在公共场所内放置安全套或者设置安全套发售设施。

(9)公共场所的服务人员应当依照《公共场所卫生管理条例》的规定，定期进行相关健康检查，取得健康合格证明；经营者应当查验其健康合格证明，不得允许未取得健康合格证明的人员从事服务工作。

(10)公安、司法行政机关对被依法逮捕、拘留和在监狱中执行刑罚以及被依法收容教育、强制戒毒和劳动教养的艾滋病病毒感染者和艾滋病患者，应当采取相应的防治措施，防止艾滋病传播。对公安、司法行政机关依照前款规定采取的防治措施，县级以上地方人民政府应当给予经费保障，疾病预防控制机构应当予以技术指导和配合。

(11)对卫生技术人员和在执行公务中可能感染艾滋病病毒的人员，县级以上人民政府卫生主管部门和其他有关部门应当组织开展艾滋病防治知识和专业技能的培训，有关单位应当采取有效的卫生防护措施和医疗保健措施。

(12)医疗卫生机构和出入境检验检疫机构应当按照国务院卫生主管部门的规定,遵守标准防护原则,严格执行操作规程和消毒管理制度,防止发生艾滋病医院感染和医源性感染。

(13)疾病预防控制机构应当按照属地管理的原则,对艾滋病病毒感染者和艾滋病患者进行医学随访。

(14)血站、单采血浆站应当对采集的人体血液、血浆进行艾滋病检测;不得向医疗机构和血液制品生产单位供应未经艾滋病检测或者艾滋病检测呈阳性的人体血液、血浆。血液制品生产单位应当在原料血浆投料生产前对每一份血浆进行艾滋病检测;未经艾滋病检测或者艾滋病检测阳性的血浆,不得作为原料血浆投料生产。医疗机构应当对因应急用血而临时采集的血液进行艾滋病检测,对临床用血艾滋病检测结果进行核查;对未经艾滋病检测、核查或者艾滋病检测阳性的血液,不得采集或者使用。

(15)采集或者使用人体组织、器官、细胞、骨髓等的,应当进行艾滋病检测;未经艾滋病检测或者艾滋病检测阳性的,不得采集或者使用。但是,用于艾滋病防治科研、教学的除外。

(16)进口人体血液、血浆、组织、器官、细胞、骨髓等,应当经国务院卫生主管部门批准;进口人体血液制品,应当依照药品管理法的规定,经国务院药品监督管理部门批准,取得进口药品注册证书。经国务院卫生主管部门批准进口的人体血液、血浆、组织、器官、细胞、骨髓等,应当依照国境卫生检疫法律、行政法规的有关规定,接受出入境检验检疫机构的检疫。未经检疫或者检疫不合格的,不得进口。

(17)艾滋病病毒感染者和艾滋病患者应当履行下列义务:①接受疾病预防控制机构或者出入境检验检疫机构的流行病学调查和指导;②将感染或者发病的事实及时告知与其有性关系者;③就医时,将感染或者发病的事实如实告知接诊医师;④采取必要的防护措施,防止感染他人。艾滋病病毒感染者和艾滋病患者不得以任何方式故意传播艾滋病。

(18)疾病预防控制机构和出入境检验检疫机构进行艾滋病流行病学调查时,被调查单位和个人应当如实提供有关情况。未经本人或者其监护人同意,任何单位或者个人不得公开艾滋病病毒感染者、艾滋病患者及其家属的姓名、住址、工作单位、肖像、病史资料以及其他可能推断出其具体身份的信息。

(19)县级以上人民政府卫生主管部门和出入境检验检疫机构可以封存有证据证明可能被艾滋病病毒污染的物品,并予以检验或者进行消毒。经检验,属于

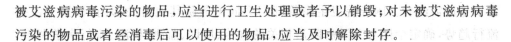

被艾滋病病毒污染的物品，应当进行卫生处理或者予以销毁；对未被艾滋病病毒污染的物品或者经消毒后可以使用的物品，应当及时解除封存。

（四）治疗与救助

（1）医疗机构应当为艾滋病病毒感染者和艾滋病患者提供艾滋病防治咨询、诊断和治疗服务。医疗机构不得因就诊的患者是艾滋病病毒感染者就推诿或者拒绝对其其他疾病进行治疗。

（2）对确诊的艾滋病病毒感染者和艾滋病患者，医疗卫生机构的工作人员应当将其感染或者发病的事实告知本人；本人为无行为能力人或者限制行为能力人的，应当告知其监护人。

（3）医疗卫生机构应当按照国务院卫生主管部门制定的预防艾滋病母婴传播技术指导方案的规定，对孕产妇提供艾滋病防治咨询和检测，对感染艾滋病病毒的孕产妇及其婴儿，提供预防艾滋病母婴传播的咨询、产前指导、阻断、治疗、产后访视、婴儿随访和检测等服务。

（4）县级以上人民政府应当采取下列艾滋病防治关怀、救助措施：①向农村艾滋病患者和城镇经济困难的艾滋病患者免费提供抗艾滋病病毒治疗药品；②对农村和城镇经济困难的艾滋病病毒感染者、艾滋病患者适当减免抗机会性感染治疗药品的费用；③向接受艾滋病咨询、检测的人员免费提供咨询和初筛检测；④向感染艾滋病病毒的孕产妇免费提供预防艾滋病母婴传播的治疗和咨询。

（5）生活困难的艾滋病患者遗留的孤儿和感染艾滋病病毒的未成年人接受义务教育的，应当免收杂费、书本费；接受学前教育和高中阶段教育的，应当减免学费等相关费用。

（6）县级以上地方人民政府应当对生活困难并符合社会救助条件的艾滋病病毒感染者、艾滋病患者及其家属给予生活救助。

（7）县级以上地方人民政府有关部门应当创造条件，扶持有劳动能力的艾滋病病毒感染者和艾滋病患者，从事力所能及的生产和工作。

（五）保障措施

（1）县级以上人民政府应当将艾滋病防治工作纳入国民经济和社会发展规划，加强和完善艾滋病预防、检测、控制、治疗和救助服务网络的建设，建立健全艾滋病防治专业队伍。各级人民政府应当根据艾滋病防治工作需要，将艾滋病防治经费列入本级财政预算。

（2）县级以上地方人民政府按照本级政府的职责，负责艾滋病预防、控制、监督工作所需经费。国务院卫生主管部门会同国务院其他有关部门，根据艾滋病流行趋势，确定全国与艾滋病防治相关的宣传、培训、监测、检测、流行病学调查、医疗救治、应急处置以及监督检查等项目。中央财政对在艾滋病流行严重地区和贫困地区实施的艾滋病防治重大项目给予补助。省、自治区、直辖市人民政府根据本行政区域的艾滋病防治工作需要和艾滋病流行趋势，确定与艾滋病防治相关的项目，并保障项目的实施经费。

(3)县级以上人民政府应当根据艾滋病防治工作需要和艾滋病流行趋势，储备抗艾滋病病毒治疗药品、检测试剂和其他物资。

(4)地方各级人民政府应当制订扶持措施，对有关组织和个人开展艾滋病防治活动提供必要的资金支持和便利条件。有关组织和个人参与艾滋病防治公益事业，依法享受税收优惠。

(六)法律责任

(1)地方各级人民政府未依照本条例规定履行组织、领导、保障艾滋病防治工作职责，或者未采取艾滋病防治和救助措施的，由上级人民政府责令改正，通报批评；造成艾滋病传播、流行或者其他严重后果的，对负有责任的主管人员依法给予行政处分；构成犯罪的，依法追究刑事责任。

(2)县级以上人民政府卫生主管部门违反本条例规定，有下列情形之一的，由本级人民政府或者上级人民政府卫生主管部门责令改正，通报批评；造成艾滋病传播、流行或者其他严重后果的，对负有责任的主管人员和其他直接责任人员依法给予行政处分；构成犯罪的，依法追究刑事责任：①未履行艾滋病防治宣传职责的；②对有证据证明可能被艾滋病病毒污染的物品，未采取控制措施的；③其他有关失职、渎职行为。

出入境检验检疫机构有前款规定情形的，由其上级主管部门依照本条规定予以处罚。

(3)县级以上人民政府有关部门未依照本条例规定履行宣传教育、预防控制职责的，由本级人民政府或者上级人民政府有关部门责令改正，通报批评；造成艾滋病传播、流行或者其他严重后果的，对负有责任的主管人员和其他直接责任人员依法给予行政处分；构成犯罪的，依法追究刑事责任。

(4)医疗卫生机构未依照本条例规定履行职责，有下列情形之一的，由县级以上人民政府卫生主管部门责令限期改正，通报批评，给予警告；造成艾滋病传播、流行或者其他严重后果的，对负有责任的主管人员和其他责任人员依法给予降级、撤职、开除的处分，并可以依法吊销有关机构或者责任人员的执业许可证件；构成犯罪的，依法追究刑事责任：①未履行艾滋病监测职责的；②未按照规定免费提供咨询和初筛检测的；③对临时应急采集的血液未进行艾滋病检测，对临床用血艾滋病检测结果未进行核查，或者将艾滋病检测阳性的血液用于临床的；④未遵守标准防护原则，或者未执行操作规程和消毒管理制度，发生艾滋病医院感染或者医源性感染的；⑤未采取有效的卫生防护措施和医疗保健措施的；⑥推诿、拒绝治疗艾滋病病毒感染者或者艾滋病患者的其他疾病，或者对艾滋病病毒感染者、艾滋病患者未提供咨询、诊断和治疗服务的；⑦未对艾滋病病毒感染者或者艾滋病患者进行医学随访的；⑧未按照规定对感染艾滋病病毒的孕产妇及其婴儿提供预防艾滋病母婴传播技术指导的。

出入境检验检疫机构有前款第（一）项、第（四）项、第（五）项规定情形的，由其上级主管部门依照前款规定予以处罚。

（5）医疗卫生机构违反本条例第三十九条第二款规定，公开艾滋病病毒感染者、艾滋病患者或者其家属的信息的，依照《传染病防治法》的规定予以处罚。

出入境检验检疫机构、计划生育技术服务机构或者其他单位、个人违反本条例第三十九条第二款规定，公开艾滋病病毒感染者、艾滋病患者或者其家属的信息的，由其上级主管部门责令改正，通报批评，给予警告，对负有责任的主管人员和其他直接责任人员依法给予处分；情节严重的，由原发证部门吊销有关机构或者责任人员的执业许可证件。

（6）血站、单采血浆站违反本条例规定，有下列情形之一，构成犯罪的，依法追究刑事责任；尚不构成犯罪的，由县级以上人民政府卫生主管部门依照献血法和《血液制品管理条例》的规定予以处罚；造成艾滋病传播、流行或者其他严重后果的，对负有责任的主管人员和其他直接责任人员依法给予降级、撤职、开除的处分，并可以依法吊销血站、单采血浆站的职业资格证：①对采集的人体血液、血浆未进行艾滋病检测，或者发现艾滋病检测阳性的人体血液、血浆仍然采集的；②将未经艾滋病检测的人体血液、血浆，或者艾滋病检测阳性的人体血液、血浆供应给医疗机构和血液制品生产单位的。

（7）违反本条例第三十六条规定采集或者使用人体组织、器官、细胞、骨髓等的，由县级人民政府卫生主管部门责令改正，通报批评，给予警告；情节严重的，责令停业整顿，有执业许可证件的，由原发证部门暂扣或者吊销其执业许可证件。

（8）未经国务院卫生主管部门批准进口的人体血液、血浆、组织、器官、细胞、骨髓等，进口口岸出入境检验检疫机构应当禁止入境或者监督销毁。提供、使用未经出入境检验检疫机构检疫的进口人体血液、血浆、组织、器官、细胞、骨髓等的，由县级以上人民政府卫生主管部门没收违法物品以及违法所得，并处违法物品货值金额3倍以上5倍以下的罚款；对负有责任的主管人员和其他直接责任人员由其所在单位或者上级主管部门依法给予处分。未经国务院药品监督管理部门批准，进口血液制品的，依照药品管理法的规定予以处罚。

(9)血站、单采血浆站、医疗卫生机构和血液制品生产单位违反法律、行政法规的规定，造成他人感染艾滋病病毒的，应当依法承担民事赔偿责任。

(10)公共场所的经营者未查验服务人员的健康合格证明或者允许未取得健康合格证明的人员从事服务工作，省、自治区、直辖市人民政府确定的公共场所的经营者未在公共场所内放置安全套或者设置安全套发售设施的，由县级以上人民政府卫生主管部门责令限期改正，给予警告，可以并处500元以上5 000元以下的罚款；逾期不改正的，责令停业整顿；情节严重的，由原发证部门依法吊销其执业许可证件。

(11)艾滋病病毒感染者或者艾滋病患者故意传播艾滋病的，依法承担民事赔偿责任；构成犯罪的，依法追究刑事责任。

(七)基本用语的含义

1.艾滋病

艾滋病是指人类免疫缺陷病毒(艾滋病病毒)引起的获得性免疫缺陷综合征。

2.对吸毒成瘾者的药物维持治疗

对吸毒成瘾者的药物维持治疗是指在批准开办戒毒治疗业务的医疗卫生机构中，选用合适的药物，对吸毒成瘾者进行维持治疗，以减轻对毒品的依赖，减少注射吸毒引起艾滋病病毒的感染和扩散，减少毒品成瘾引起的疾病、死亡和引发的犯罪。

3.标准防护原则

标准防护原则是指医务人员将所有患者的血液、其他体液以及被血液、其他体液污染的物品均视为具有传染性的病原物质，医务人员在接触这些物质时，必须采取防护措施。

4.有易感染艾滋病病毒危险行为的人群

有易感染艾滋病病毒危险行为的人群是指有卖淫、嫖娼、多性伴侣、男性同性性行为、注射吸毒等危险行为的人群。

5.艾滋病监测

艾滋病监测是指连续、系统地收集各类人群中艾滋病(或者艾滋病病毒感染)及其相关因素的分布资料,对这些资料综合分析,为有关部门制订预防控制策略和措施提供及时可靠的信息和依据,并对预防控制措施进行效果评价。

6.艾滋病检测

艾滋病检测是指采用实验室方法对人体血液、其他体液、组织器官、血液衍生物等进行艾滋病病毒、艾滋病病毒抗体及相关免疫指标检测,包括监测、检验检疫、自愿咨询检测、临床诊断、血液及血液制品筛查工作中的艾滋病检测。

7.行为干预措施

行为干预措施是指能够有效减少艾滋病传播的各种措施,包括针对经注射吸毒传播艾滋病的美沙酮维持治疗等措施;针对经性传播艾滋病的安全套推广使用措施,以及规范、方便的性病诊疗措施;针对母婴传播艾滋病的抗病毒药物预防和人工代乳品喂养等措施;早期发现感染者和有助于危险行为改变的自愿咨询检测措施;健康教育措施;提高个人规范意识以及减少危险行为的针对性同伴教育措施。

二、性病防治管理

为预防、控制和消除性病的发生与蔓延,保护人体健康,国家制定了性病防治管理办法。该办法所称性病包括《传染病防治法》乙类传染病中的艾滋病、淋病和梅毒,以及软下疳、性病性淋巴肉芽肿、非淋菌性尿道炎、尖锐湿疣、生殖器疱疹。

国家对性病防治实行预防为主、防治结合、综合治理的方针。各级卫生行政部门应在各级人民政府的领导下,开展性病防治工作。

(一)防治管理机构

县以上卫生行政部门根据工作需要可设性病防治机构,并健全疫情报告监测网络。性病防治机构是指县以上皮肤病性病防治院、所、站或卫生行政部门指定承担皮肤病性病防治机构职责的医疗预防保健机构。

1.省级性病防治机构的主要职责

(1)研究拟定所在地区性病防治工作规划,报经批准后组织实施。

(2)负责所在地区性病的监测,以及性病疫情的统计、分析和预测工作。

(3)负责所在地区性病防治的技术指导和培训工作。

2.其他性病防治机构的主要职责

(1)根据性病防治规划制定具体实施办法。

(2)负责所在地区性病的监测，以及性病疫情的统计、分析和预测工作。

(3)对特定人群进行预防性体检。

(4)对性病患者进行随访指导。

(5)开展性病防治知识的宣传工作。

(6)培训性病防治专业人员。

3.医疗预防保健机构

开展专科性性病防治业务的应当经所在地卫生行政部门许可，并符合下列条件。

(1)具有性病防治专业技术人员。

(2)具有性病辅助诊断技术设备和人员。

4.个体医师从事专科性性病诊断治疗业务

必须经执业所在地卫生行政部门许可。

(二)预防的规定

(1)性病防治机构要利用多种形式宣传性病的危害、传播方式和防治知识。医学院校应增加性病防治教学内容。

(2)性病防治机构应严格执行各项管理制度和技术操作规程，防止性病的医源性感染，推广使用一次性用品和注射器。

(3)对特定职业的从业人员和有关出入境人员的健康体检和健康管理，按有关法律法规办理。

(4)各级医疗预防保健机构在发现孕妇患有性病时，应当给予积极治疗。各级医疗预防保健机构要建立新生儿1%硝酸银点眼制度。

(三)治疗的规定

(1)凡性病患者或疑似患有性病的，应当及时到性病防治机构进行诊断治疗。

(2)性病防治机构要积极协助配合公安、司法部门对查禁的卖淫、嫖娼人员，进行性病检查。

(3)性病防治机构和从事性病诊断治疗业务的个体对诊治的性病患者应当进行规范化治疗。

(4)性病防治机构和从事性病诊断治疗业务的个体在诊治性病患者时，必须采取保护性医疗措施，严格为患者保守秘密。

(5)性病患者在就诊时，应当如实提供染病及有关情况，并遵照医嘱进行定期检查彻底治疗。

(6)对艾滋病患者的治疗和管理,按照《艾滋病监测管理的若干规定》执行。

(四)报告的规定

(1)性病防治机构和从事性病防治诊断治疗业务的个体发现艾滋病、淋病和梅毒及疑似患者时,必须按规定向所在地卫生防疫机构报告。

(2)各级医疗预防保健机构和个体发现该办法第二条第(二)款规定性病患者及疑似患者时,应当按规定向所在地县级性病防治机构报告。具体规定的报告方式由各省、自治区、直辖市卫生行政部门规定。

(3)性病防治机构对所在地区的艾滋病、淋病和梅毒疫情,必须及时向上级性病防治机构报告。性病防治机构对所在地区其他性病疫情,必须按月向上级性病防治机构报告。

(4)从事性病防治、卫生防疫、传染病管理监督的人员,不得隐瞒、谎报或者授意他人隐瞒、谎报疫情。

(五)处罚的规定

(1)未经卫生行政部门许可,擅自开展性病专科诊治业务的单位和个人,由卫生行政部门予以取缔。

(2)对违反该办法的单位和个人,由卫生行政部门根据情节,按照《传染病防治法》及有关法律法规的规定处理,并可建议有关部门给予行政处分。

第三节　旅行者传染病的预防与控制

随着工作、学习的需要和人们生活水平的逐渐提高,外出旅行成为日常生活的重要内容之一。为保证旅行者安全愉快的旅行,现代医学应当为旅游者提供全面的医疗卫生服务。旅行者出发前应备足药品和相关用品,并针对目的地可能有的传染病做好必要的预防接种。医师应当熟悉人们因外出旅行可能罹患的疾病,避免漏诊和误诊。

一、旅行前的准备

(一)总体建议

旅行者在外出前4周应由其医师或医院做体检。为了对旅行中可能接触到的传染病，对已回家的旅行者作出全面的医学观察，旅行者应在出行前充分了解目的地的情况（如当地的流行病、饮食卫生、医疗服务等），并据此做旅行计划，包括个体化的“防病备忘录”等。旅行者应列出已进行过的免疫接种种类、既往病史、目前疾病的用药情况等，并准备相应医药用品。在日程表上应留有足够的时间，做必要的免疫接种、准备预防用药（如抗疟药等）。

旅行者常备的医药用品包括体温计、绷带、纱布、阿司匹林、制酸剂、抗眩晕药（如苯海拉明）等。一般不应自备广谱抗生素（如氟喹诺酮类药物、复方磺胺甲噁唑等），除非是去缺医少药或交通不方便的地区旅游。抗疟药、抗腹泻药及驱虫剂将在后边讨论。慢性病患者外出旅游时应带足旅行期间疾病所需的药品，如洋地黄类制剂、胰岛素等，因为同一种药品在不同国家、地区的生产商、药名、剂量都可以是不同的。

不同地域、同一地域不同季节的疾病流行情况不同。如登革热常见于热带地区。中美、南美、海地、多米尼加、非洲、印度次大陆、南亚、中东部分地区和大洋洲均有疟疾的传播和流行。发展中国家和地区旅行者腹泻的发生率较高。旅行者应对目的地的传染病和医疗卫生机构的情况有充分的了解。

（二）预防接种

1.常用疫苗

旅行者应根据所去国家的检疫要求和目的地的传染病流行情况提前进行有效的预防接种。因预防接种后需要一段时间，体内才会产生特异性抗体；而有些疾病的预防接种需接种数次且期间需有间隔期才可完成，所以应在旅行前至少4周咨询医师，并完成相应疾病的预防接种。

通常，灭活疫苗可以与其他灭活疫苗或者活疫苗同时接种。大多数活疫苗也可以在身体的不同部位同时接种。因此，对于没有接种禁忌证的人群，可以一次同时在身体的不同部位接种多种疫苗；也可在接种灭活疫苗的不同日，接种另外一种灭活疫苗或活病毒疫苗。另外，联合疫苗的出现也为旅游者提供方便。国外已有多种联合疫苗，如白喉-破伤风疫苗和白喉-百日咳-破伤风（简称百白破）三联疫苗、麻疹-风疹-腮腺炎（简称麻风腮）三联疫苗、甲型肝炎疫苗、乙型肝炎疫苗、甲型肝炎联合伤寒疫苗、灭活脊髓灰质炎病毒和百白破联合疫苗、麻风腮和水痘联合疫苗等。已有的资料提示：联合疫苗和单个疾病疫苗接种的安全性和有效性相似。

目前在我国人群已经推广了计划免疫和其他免疫接种，因此多数时候仅需加强免疫接种即可。

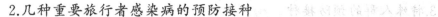

2.几种重要旅行者感染病的预防接种

(1)黄热病:黄热病的病原体是黄热病病毒,由伊蚊叮咬传播。流行于非洲、南美和巴拿马,流行区有扩大趋势。我国要求入境者出具免疫接种的国际证明。将去、来自或途经流行区的旅行者均应接种疫苗。黄热病疫苗为减毒活病毒疫苗,仅需每10年加强1次。孕妇、免疫功能障碍者、对鸡蛋有严重变态反应者、9个月以下的婴儿应避免接种。注射疫苗5～10天可能出现的不良反应包括轻微头痛、肌痛、低热等。

(2)脊髓灰质炎:西方国家已消灭了脊髓灰质炎。大多数人在儿童期间已经接种了三价混合口服疫苗,因此,旅行前仅需加强1次即可,最好在出发前4周完成。进入脊髓灰质炎已被消灭的国家,旅游者需提供已完成全程接种的证明。

(3)流行性脑脊髓膜炎:流脑由脑膜炎双球菌引起。细菌有A、B、C、D、E、X、Y、Z、w135、H、I、K及L等13个群,20多个血清型。以A、B和C 3群最常见,占90%以上。亚洲、非洲以A、C群为主,B、C群多见于欧洲、北美洲、拉丁美洲、澳大利亚和新西兰,Y群在美国、瑞典、以色列有上升趋势,W135群最近见于沙特阿拉伯。我国一直以A群为主,近年B群有上升趋势。我国目前仅有A群荚膜多糖菌苗。国外已有单价(A群或C群)、双价(A+C)和四价(A+C+Y+w135)疫苗,对成人和2岁以上者都是安全的,有效率为85%～100%。多价疫苗的抗体在各年龄段会有不同效果,对成人的保护力强。目前尚无针对B群的疫苗。进入沙特阿拉伯参加麦加朝觐的旅游者,必须接种脑膜炎球菌疫苗。

对于密切接触者,24小时内即应予预防性治疗。儿童可用利福平,<1个月者5 mg/kg,每12小时1次,连服2天;>1个月者10 mg/kg,每12小时1次,连服2天;<15岁的儿童还可用头孢曲松,125 mg肌内注射1次。成人还可选择环丙沙星500 mg或氧氟沙星400 mg口服1次。另外,国内还选用复方磺胺甲噁唑,成人每天2 g,儿童每天30～50 mg/kg,分2次口服,连服3天。

(4)流行性乙型脑炎:黄热病病毒属的乙型脑炎病毒引起的传染病,流行于远东和东南亚地区,由受染的库蚊传播。到乡村或养猪场的旅行者发病的危险性明显高于普通旅行者。大多数受染者为隐性感染,但显性感染的病死率高达20%～30%。去疫区旅行超过30天、在流行季节以户外活动为主(露营、徒步旅行等)的旅行者应接种乙脑疫苗;接种后的有效率约为90%。乙脑疫苗为灭活病毒疫苗。接种后数小时到2周可发生不良反应(如局部红肿,偶有发热、变态反应等),故应在旅行开始2周前完成接种。

3.特殊人群的预防接种

(1)孕妇:应避免使用减毒活病毒疫苗和减毒活菌苗,如卡介苗、伤寒口服减毒活菌苗、麻风腮疫苗、水痘活疫苗或甲型肝炎减毒活疫苗及麻疹-风疹-腮腺炎、水痘、流感病毒等减毒活疫苗。对黄热病活疫苗、脊髓灰质炎疫苗,在确有暴露史且使用益处大于不良反应时,仍可在孕期使用。孕期可以使用免疫球蛋白、类毒素疫苗和灭活疫苗,不可接种卡介苗。

(2)HIV感染者:免疫接种可短暂加重HIV感染的病情,但随着积极有效的抗HIV治疗,这种情况会逐渐消退。免疫功能受损的HIV感染者,接受预防接种后的免疫反应能力随HIV感染的进展而降低。免疫功能严重障碍、$CD4^+$ T细胞绝对计数$<0.2\times10^9$/L的旅行者,建议在旅行前开始HARRT治疗,且应避免使用减毒活病毒疫苗或减毒活菌苗。

二、旅行中的防护

(一)旅行者腹泻(travelers'diarrhea,TD)

腹泻是最常见的旅行者所遭遇的疾病。美国旅行者根据出游地区不同、TD的发生率为30%~70%;出游东南亚国家的我国公民罹患TD的发生率为15.3%,明显高于去其他国家旅行者(5.3%)。

TD是指旅行者在旅行期间或旅行结束返回后7~10天发生,24小时内出现≥3次不成形大便且有至少1种肠道疾病伴随症状,如发热、恶心、呕吐、腹痛、里急后重或血便等。TD多为良性自限性(3~4天)疾病。8%~15%的患者病程持续超过1周,约20%的患者须卧床休息1~2天,仅2%的患者病程持续超过1个月。TD的后遗症包括活动性关节炎、吉兰-巴雷综合征、感染后肠易激惹综合征等。儿童、老人、孕妇和有基础病的旅行者,TD病程长,危险性大。

1.病原学

多种病原体(病毒、细菌及寄生虫等)均可引起TD,世界各地的微生物和寄生虫发病率不同,与当地流行的致病菌谱、流行菌株有关。不同季节、不同地区,TD的病原组成不同。80%~85%的TD由细菌引起,最常见的细菌为肠产毒性大肠埃希菌(enterotoxigenic Escherichin coli,ETEC),尤以非洲和中美洲最多;此外,肠聚集性大肠埃希菌(enteroaggregative Escheriaci coli,EAEC)、志贺菌、空肠弯曲菌(亚洲国家尤多)、沙门菌、产气单胞菌(泰国、拉丁美洲、亚洲多见)、副溶血弧菌(东南亚沿海国家多见)也是常见致病菌。病毒如肠道病毒、轮状病毒、诺瓦克病毒等也可致TD,后两种病毒是墨西哥TD的重要病原。寄生虫如溶组织阿米巴、蓝氏贾第鞭毛虫和隐孢子虫、环孢子虫及小孢子虫等也可致 TD。当 TD 持续超过10～14 天时，应考虑蓝氏贾第鞭毛虫和隐孢子虫、环孢子虫、小孢子虫感染。后 3 种寄生虫尤其多见于 HIV 感染者。蓝氏贾第鞭毛虫和隐孢子虫是俄罗斯圣彼得堡 TD 的常见病原体。有近 20%的患者在1 次病程中可检出 2 种以上的肠道致病菌。有 20%～50%的患者病原体未明，可能是肠道细菌或毒素或非感染性原因所致。

2.流行病学

旅行者腹泻是食入污染的食物、饮水和各种饮料，通过粪一口途径传播的。10 多岁的儿童和年轻人的发病率高，与进食量大和喜欢冒险的生活方式有关。长年发病，但夏秋季更多见。热带和不发达国家的发病率较高，高危地区为亚洲的多数国家、中东、非洲和南美洲，发病率可达 30%～50%；中危地区包括东欧、南非和部分加勒比海国家，发病率为 8%～20%；低危地区为欧美发达国家和澳大利亚、新西兰、日本等国家，发病率仅为 2%～4%。自低危地区到高危地区旅游，发生 TD 的危险性约为 40%；自低危地区到中危地区，发生 TD 的危险性约为 10%。

3.诊断

除有腹泻的临床表现外，流行病学资料是诊断 TD 的重要依据。旅行者的行程表和饮食、其他旅行者的发病情况也是协助诊断的重要依据。

4.防护

因为 TD 的发生与不洁饮食有关，故旅行时选择危险性小的食物和饮料，如食用熟食前应加热到 60 ℃以上、尽量吃自己洗净的水果和蔬菜等。避免进食室温下保存的熟食和未削皮的水果、当地产的奶制品和冷饮、自来水等。注意个人手卫生，餐具、牙具等器物要消毒。

旅游时间超过 3 周的长期旅行者不宜给予药物预防。不主张给健康人常规使用预防性药物。对于有基础疾病如慢性胃肠炎、免疫功能障碍、血液系统疾病、内分泌紊乱等患者、有严重 TD 病史者等，应给予药物预防 TD。预防性治疗应在到达目的地后开始，持续到返回后 2 天。预防 TD 的理想药物应当是安全(可自己服用、不良反应少)、方便(最好是每天 1 次)、无药物的相互作用、无耐药问题、保护率超过 75%。以前因四环素的抗菌谱广，TD 的预防首选多西环素每天 100 mg。现在随着耐药地区的增多已很少使用多西环素。在过去的 10 年中，氟喹诺酮类药物(诺氟沙星、环丙沙星、氧氟沙星、左氧氟沙星、氟罗沙星)因广谱、安全、有效、方便而广泛用于 TD 预防。氟喹诺酮类药物不可用于儿童和

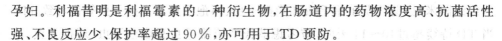

孕妇。利福昔明是利福霉素的一种衍生物，在肠道内的药物浓度高、抗菌活性强、不良反应少、保护率超过90%，亦可用于TD预防。

5.处理原则

与急性腹泻的处理原则一样，预防和纠正脱水，补充电解质，合理用药，儿童和重症患者须就医诊治。口服补盐液是防治脱水及补充电解质的最佳选择。饮食须选择淀粉类半流食为宜。如体温＞40 ℃、血性大便、症状较重者，应到医院就诊。

(二)疟疾

疟疾是由疟原虫引起，由受染雌性按蚊叮咬传播。中美、南美、海地、多米尼加、非洲、印度次大陆、东南亚、中东部分地区和大洋洲都有疟疾的传播和流行。世界范围内最常见的是恶性疟和间日疟，无免疫力的旅行者因疟疾死亡的几乎都是恶性疟原虫所致。

按蚊主要在夜间和黄昏叮咬人，故除药物预防外，旅行者应采取以下措施：①合理安排活动时间，避免或减少在黄昏至黎明间的户外活动。②减少身体暴露，穿长衣长裤，尽量逗留在有纱窗、蚊帐的地方。③使用驱蚊剂，用含30%～35% DEET(N,N二乙基甲基苯甲酰胺)的驱蚊剂涂抹暴露皮肤；室内喷洒除虫菊类灭蚊剂；用氯菊酯喷洒蚊帐、处理衣物。④尽管采用了各种防护措施，在流行区暴露后仍可发病，早者可在暴露后8～9天发病，迟者可在返回后数月甚至数年内发病，故一旦旅行者突然出现发热等疟疾表现，应当迅速就医。约50%感染间日疟者在离开疫区2个月后发病，但由于恶性疟的潜伏期最短，感染恶性疟者几乎都在离开疫区2个月内发病。

常用于疟疾预防的药物有甲氟喹、氯喹、氯胍、伯氨喹和多西环素。不同国家、地区，疟疾的流行情况不同，预防用药也不同。

在海地、大多数中东地区(叙利亚、约旦、伊拉克)、巴拿马运河西部的中美地区、墨西哥、多米尼加共和国，预防疟疾首选氯喹。这些地区的恶性疟原虫也对氯喹敏感。氯喹可用于孕妇和婴儿。最常见的不良反应是消化道症状、瘙痒、粒细胞减少、光过敏等。对于耐氯喹的恶性疟疾，除在泰国、柬埔寨周边地区和缅甸外，可选用甲氟喹，每周250 mg。孕妇和儿童使用也安全。最常见的不良反应有恶心、眩晕、头痛等。有精神病、癫痫和心功能不全者应慎用。在泰国、柬埔寨周边地区和缅甸存在耐甲氟喹的恶性疟，因此去这些地区的旅行者应选择多西环素，每天100 mg，孕妇和＜8岁的儿童禁用。甲氟喹和氯喹至少应在到达流行地区前2周开始服用，以达到稳定的血药浓度；多西环素应在到达前1～2天

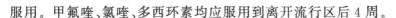

服用。甲氟喹、氯喹、多西环素均应服用到离开流行区后 4 周。

青蒿素及其衍生物是从黄花蒿叶子中提取的药物，半衰期短于奎宁，可杀灭间日疟、恶性疟原虫，可用于间日疟、恶性疟及耐氯喹恶性疟的治疗和预防。不良反应少见，偶有一过性网织红细胞减少、皮疹。青蒿琥酯或蒿甲醚定期每 7 天口服 100 mg 或双氢青蒿素 80 mg，均具有良好的预防效果。

美国准许体重超过 10 kg 的儿童在预防疟疾时选用阿托泛醌和氯胍的复方制剂(每片含250 mg阿托泛醌和 100 mg 氯胍)，前者可抑制疟原虫体细胞线粒体内的电转换，后者抑制疟原虫的 DNA 合成；用法为出发前 2 天开始至旅行后 1 周，每天 1 片。严重肾功能障碍者禁用。最常见的不良反应包括腹痛、恶心、头痛等。

如果旅行者在疟疾流行区停留较长时间，可定期用伯氨喹预防间日疟和卵形疟(可在离开流行区后3 年发病)：成人每天 15 mg，14 天为 1 个疗程；儿童每天 0.3 mg/kg，总量不超过每天15 mg。伯氨喹禁用于孕妇和葡萄糖-6-磷酸脱氢酶(G-6-PD)缺乏者。

疫苗的研究工作正在进行中。

三、返回后的检查

旅行结束返家的旅行者应进行体检，包括血、尿、大便常规，肝功能和胸片。应在不同时间检查 3 次大便常规，1 次大便常规阴性不能除外寄生虫感染，不同时间 3 次大便常规均阴性可除外 70%的肠道寄生虫感染。

旅行结束返回者最常发生的疾病是疟疾、登革热、旅行者腹泻、肝炎、阿米巴肝脓肿、立克次体病、钩体病及性传播疾病等。旅行返回者，引起嗜酸性粒细胞增多的常见寄生虫病为蛔虫病、丝虫病、钩虫病及肝吸虫病等。

旅行返回者一旦有不适就医时，医师一定要询问旅行史。

第六章　医院感染管理

第一节　气性坏疽感染的预防与控制

气性坏疽通常又称梭状芽孢杆菌性肌坏死，是由一群梭状芽孢杆菌引起的一种快速进展的急性严重特异性感染性疾病。致病菌产生的外毒素可引起严重毒血症及肌肉组织的广泛性坏死，病情发展迅速，病死率高。患者早期临床表现为表情淡漠，头晕、头痛、恶心、呕吐、出冷汗、烦躁不安、高热、脉搏快速，呼吸急促，并有进行性贫血。自觉伤口局部沉重，有包扎过紧感。以后，突然出现患部“胀裂样”剧痛，这种疼痛为特征性的疼痛，不能用一般止痛剂缓解。患部肿胀明显，压痛剧烈。伤口周围水肿、皮肤苍白、紧张发亮。随着病变进展，静脉淤滞，皮肤很快变为紫红色，进而变为紫黑色。伤口内肌肉由于坏死，呈暗红色或土灰色，失去弹性，刀割时不收缩，也不出血，犹如煮熟的肉。伤口周围皮肤有捻发音，表示组织间有气体存在。轻轻挤压患部，常有气泡从伤口逸出，并有稀薄、恶臭的浆液样血性分泌物流出。伤口分泌物涂片检查有大量革兰染色阳性杆菌，X线检查伤口肌群间有气体。晚期患者有严重中毒症状，血压下降，最后出现黄疸、谵妄和昏迷。如处理不及时，患者常丧失肢体，甚至死亡。气性坏疽多见于战伤、地震损伤，以及日常各种原因的严重创伤。

一、气性坏疽的流行病学

导致气性坏疽多数病例以A型产气荚膜杆菌为主，其他如水肿杆菌、败血杆菌等均可介入。梭状芽孢杆菌是腐物寄生菌，普遍存在于泥土、人及动物的肠道或粪便中。气性坏疽多为散发，日常生活中产生的损伤或医源性损伤都可导致感染发生，如臀部手术、臀部注射，或大块的肌肉和大动脉的损伤、开放性骨

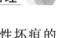

折、烧伤等。在地震或战争时，如果撤离或治疗时间的延误，可出现气性坏疽的暴发。少数情况下，气性坏疽也可在没有伤口的情况下发生，气性坏疽可以是阴囊和会阴处的原发感染。气性坏疽患者的死亡率可达 31％，但如果不治疗，则都会死亡。

（一）传染源

在医院内，气性坏疽患者是主要的传染源。病原体大量存在于患者坏死组织和渗出液中，以及被伤口分泌物污染的敷料、器械和物品等表面。

（二）传播途径

1.接触传播

接触患者伤口的坏死组织和渗出液，接触污染的敷料和织物，尤其是接触者皮肤有破损，病原体可通过破损伤口侵入感染。病原体也可通过医务人员污染的手从一个患者传播到另一个患者。

2.可疑气溶胶传播

伤口冲洗过程中产生气溶胶污染空气、环境等，恰好附近有介入性操作或开放性伤口患者的存在，有引发感染的风险。

3.污染的诊疗器械传播

被病原体污染的医疗器械或物品，未经有效消毒和灭菌，如拔牙、手术等操作导致感染的发生。

（三）人群易感性

梭状芽孢杆菌广泛存在，容易进入伤口，但不一定致病。疾病的发生依赖于下列多种因素。

(1)有伤口存在，尤其是组织肌肉广泛损伤或大片坏死的患者。

(2)人体抵抗力低下。

(3)伤口局部氧浓度降低，伤口的缺氧环境适合梭状芽孢杆菌生长。如大量失血或休克，局部血供障碍。伤口污染泥土、弹片或被覆盖物覆盖。尤其是进行臀部、会阴部手术，接近粪源性细菌，或使用止血带时间过长等，都容易发生气性坏疽。

（四）潜伏期

潜伏期 1～4 天，常在伤后 3 天发病，亦可短至 24 小时，个别情况下可短至 1～6 小时。

(五)病原体特性和流行特征

1.病原体特性

气性坏疽的致病菌为厌氧菌,革兰染色阳性,可形成芽孢,产生外毒素。梭状芽孢杆菌在自然界广泛存在。在有氧的环境下,菌体不能生长,还能抑制毒素的产生。当皮肤有破损尤其是伤口处有坏死组织,异物存在,或缺血使伤口局部氧浓度降低,有利于细菌大量繁殖生长。

2.流行特征

多为散发,偶有暴发。多见于战争、地震灾难导致的创伤感染暴发。日常生活中的严重损伤以及结肠直肠手术等,也可导致感染发病。

二、气性坏疽的医源性感染控制

(一)管理传染源

(1)战争、地震等伤害引起开放性伤口患者较多时,应认真做好预检分诊工作,将可疑感染患者与其他患者分开,以减少患者之间的交叉感染。

(2)接诊患者车辆的铺单应采用一次性防渗透床单,并做到一人一用,用后严格按照医疗废品进行焚烧处理。

(3)确诊或可疑气性坏疽患者应单间隔离,伤口局部必须进行彻底清创,在伤后 6 小时内清创,几乎可完全防止气性坏疽的发生。即使受伤已超过 6 小时,在大量抗生素的使用下,清创术仍能起到良好的预防作用。清创后的伤口可用 3%过氧化氢或 1∶1 000 高锰酸钾溶液冲洗、湿敷,对已缝合的伤口,应将缝线拆开,敞开引流。

(4)固定换药室、手术间,诊疗物品固定专用。换药和手术结束后,房间严格终末消毒。

(5)加强病区管理,严格探视制度,做好疾病的预防宣传工作。

(二)切断传播途径

(1)科室:对气性坏疽患者使用后的可重复应用的医疗器械和用品,要双层密闭包装,并标明感染性疾病名称后,送消毒供应中心集中处理。消毒供应中心应先采用含氯或含溴消毒剂1 000~2 000 mg/L 浸泡 30~45 分钟后,有明显污染物时应采用含氯消毒剂 5 000~10 000 mg/L浸泡至少 60 分钟后,再进行清洗和灭菌处理。

(2)医疗废物放置双层包装袋内,粘贴标识,密闭送医疗废物暂存处,交集中处置单位焚烧处理。

(3)截肢后的肢体,采用过氧化氢处理后,专用袋密闭封装,注明特殊感染标识,送火葬场火化,并做好交接登记。

(三)保护易感人群

(1)加强防病的宣传,使医务人员和患者了解疾病的特性,做到疾病的早发现、早治疗,因为早诊断和及时治疗是保存患者肢体和挽救生命的关键。早隔离确诊或疑似患者,还可减少疾病的传播。

(2)医务人员接触患者应做好个人防护,进入病室必须穿隔离衣,戴口罩、帽子,接触伤口或污染物戴手套。给患者冲洗伤口,为防止喷溅或吸入气溶胶,应戴外科口罩及护目镜。医务人员皮肤有伤口或渗出性皮炎等,应戴双层手套或暂时调离现岗位。

(3)主动免疫保护方法仍在试验中。

第二节　破伤风感染的预防与控制

破伤风是一种急性致死性疾病,是由破伤风杆菌经皮肤或黏膜伤口侵入人体,在缺氧环境下生长繁殖,产生毒素而引起的以阵发性肌肉强直收缩和痉挛为主要临床特征的特异性感染。

一、破伤风的流行病学

破伤风杆菌是革兰染色阳性厌氧性芽孢杆菌,广泛存在于自然环境,如灰尘、土壤和人畜粪便中。甚至在医院和手术室的空气中也可检出。主要发病为免疫接种开展不充分的贫穷国家,好发人群为青年和新生儿,男性较女性多发。在发病的不同年龄组中,老年人和婴儿死亡率高。在 20 世纪 80 年代,全世界有 100 万新生儿死于破伤风,新生儿破伤风死亡率高达 80%。成人破伤风死亡率在 20%～60%。老年患者和潜伏期短于 4 天的患者死亡率更高。由于有效的疫苗接种以及重症监护和机械通气的使用,90 年代该病的发病率明显下降,在全世界范围内约有 70 万人免于死亡。

(一)传染源

在医院内破伤风感染患者是主要的传染源。破伤风杆菌仅停留在伤口局部繁殖。伤口处组织和分泌物可检出大量病原体。

(二)传播途径

1.接触传播

皮肤破损处接触患者伤口分泌物或被病原体污染的物品,可导致感染发生。也可通过医务人员污染的手,将破伤风杆菌从一个感染患者,传播到下一个经常需要伤口护理的患者。

2.可疑气溶胶传播

进行伤口冲洗或清创,产生大量携带病原体的气溶胶,导致周围环境和空气严重污染,附近患者正好有开放性伤口和多次实施侵入性操作,有感染发病的报道。

3.通过污染医疗用品传播

患者污染的医疗器械和物品,下一个患者使用前未经有效消毒灭菌,可导致疾病的传播。

(三)人群易感性

未接受免疫接种,尤其是皮肤有破损者都为易感人群。但伤口内有破伤风杆菌,并不一定都发病。破伤风的发生除了与细菌数量多,毒力强以及缺乏免疫力等情况外,伤口局部有坏死组织、活动性炎症和异物存在导致的厌氧环境,是破伤风发生的有利条件。

(四)潜伏期

破伤风的潜伏期为 7～10 天,也可短至 24 小时或长达数月、数年。约有 90%的患者在受伤后 2 周内发病。潜伏期和前驱期越短,疾病就越严重。

(五)病原体特性和感染特征

1.病原体特性

破伤风杆菌是专性厌氧菌,可形成芽孢。菌体易杀灭,但芽孢有特殊的抵抗力,须经煮沸30 分钟,压力蒸汽 10 分钟或用苯酚浸泡 10～12 小时可将其杀灭。

2.感染特征

破伤风杆菌无法侵入正常的皮肤与黏膜,一般都是发生在创伤后。破伤风杆菌的滋生繁殖需要无氧环境。破伤风芽孢必须在组织内氧化还原电位低至 150 mV 时才能迅速繁殖。未经清创处理污染严重的伤口、组织缺血坏死、引流不畅或伤口合并需氧化脓菌感染时,破伤风便容易发生。少数破伤风可在无明显伤口存在的情况下出现,如皮肤非常细微的伤口沾染土壤、粪便或接触锈蚀的

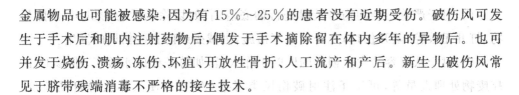

金属物品也可能被感染，因为有15%～25%的患者没有近期受伤。破伤风可发生于手术后和肌内注射药物后，偶发于手术摘除留在体内多年的异物后。也可并发于烧伤、溃疡、冻伤、坏疽、开放性骨折、人工流产和产后。新生儿破伤风常见于脐带残端消毒不严格的接生技术。

二、破伤风的医源性感染控制

坚持预防为主的方针，破伤风是可以预防的。常见的措施是加强劳动保护，防止创伤发生。注射破伤风类毒素进行主动免疫。一旦意外发生创伤，坚持伤口的正确处理，及时进行被动免疫，可预防疾病发生。

（一）管理传染源

（1）对患者实施单间隔离，同种病原体感染患者可同住一室。保持病室环境安静，防止光声刺激。

（2）患者诊疗物品固定专用。

（3）换药或手术最好固定在隔离房间，每次进行伤口清创或换药后，房间都必须进行终末消毒。

（二）切断传播途径

（1）普及新法接生技术，产科严格脐带残端消毒处理，减少新生儿感染破伤风。

（2）严格医疗器械和用品的消毒灭菌，防止病原体经污染医疗器械、设备及用品导致的感染发生。

（3）患者污染的织物类，需要双层包装，集中焚烧。

（4）患者房间的物体表面，可用500～1 000 mg/L有效氯或有效溴消毒剂进行擦拭消毒，有污染随时消毒。

（5）对没有保留价值的废弃物，如患者伤口敷料等，严格按照医疗废物进行焚烧处理。

（6）医务人员工作中严格个人防护，进行伤口冲洗时应穿隔离衣、戴口罩和护面屏。接触伤口或污染物戴手套，手有破损戴双层手套或暂时调离工作岗位。

（7）严格实施手卫生，医务人员接触患者前后要严格消毒双手。

（三）保护易感人群

（1）加强职业防护，尽量避免发生创伤，一旦发生皮肤或黏膜破损，应及时正确处理伤口。

(2)对于严重污染的伤口及时进行彻底清创,如切除无活力的组织,清除异物,打开无效腔,敞开伤口,充分引流等措施,可减少或防止破伤风的发生。

(3)对于从事容易发生创伤的医院工作人员,如总务处的水暖工、维修工、医疗废物处理人员等,可给予注射破伤风类毒素(ATT),使人体获得自动免疫。采用破伤风类毒素基础免疫通常需要注射 3 次。首次皮下注射 0.5 mL,间隔 4～6 周再注射 0.5 mL,第 2 针的 6～12 个月后再注射 0.5 mL。以后每隔 5～7 年皮下注射类毒素 0.5 mL,作为强化注射。一般抗体产生是在首次注射类毒素 10 天左右,30 天后达到有效保护抗体浓度。接受全程主动免疫者,伤后仅需皮下注射类毒素 0.5 mL,即可在 3～7 天产生有效的保护抗体。国外一些国家推荐每 10 年进行一次 ATT 的免疫接种,以维持人体的免疫水平。

(4)对于未进行过破伤风主动免疫注射而发生创伤的医院员工,尤其被锈蚀的金属刺伤,且伤口细而深,可注射破伤风抗毒血清(TAT)或人体破伤风免疫球蛋白(TIG)进行被动免疫。破伤风抗毒血清是最常用的被动免疫制剂。常用剂量是 1 500 U 肌内注射,伤口污染严重或受伤超过 12 小时,剂量加倍,有效作用可维持 10 天左右。TAT 是血清制品,容易发生变态反应,注射前必须做皮肤过敏试验,TAT 皮肤试验过敏者,常采用脱敏注射方法。脱敏注射时,应仔细观察接受注射者的各种变化,防止致死性变态反应的发生。如出现面色苍白,出皮疹、血压下降等症状,应立即停止注射,马上给予肾上腺素皮下注射和吸氧等抢救措施。人体破伤风免疫球蛋白预防剂量为 250～500 U,一次注射后免疫效能 10 倍于 TAT,可在体内维持 4～5 周。如果距离最后一次接种 ATT 已超过 5 年的感染或较大创伤者,推荐再给予接种一次 0.5 mL ATT,可减少破伤风发病的概率。但不推荐鞘内和伤口周围局部浸润注射破伤风抗毒血清,因其效果不肯定。

第三节　皮肤软组织感染的预防与控制

皮肤软组织感染种类繁多,包括皮肤、软组织感染,压疮感染,烧伤感染,乳腺感染,脐炎和婴儿脓疱病等,有些相当常见,如疖、痈、蜂窝织炎等,有些虽少见,但发病后很凶险,如新生儿皮下坏疽。皮肤软组织感染虽为局部感染,但当免疫缺陷、粒细胞减少、糖尿病、营养不良等情况下，局部感染可成为传染源，扩散至全身其他部位，甚至发生败血症等全身感染。

一、病原微生物

皮肤感染病原菌种类很多，包括细菌、真菌、病毒及寄生虫，与医院感染有关的皮肤感染病原菌有：①金黄色葡萄球菌，能穿透皮肤引起脓疱病及伤口感染。②化脓性链球菌，链球菌伤口感染常播散到周围组织并发生败血症。③表皮葡萄球菌。④大肠埃希菌、肠杆菌属等，虽然种类不多，但其危害性大。

二、危险因素

(1)患有糖尿病、肾病、贫血等慢性疾病的患者和接受放化学治疗、免疫抑制剂治疗的患者危险性增高。

(2)抵抗力低下老人及小儿。

(3)接受各种插管的患者。感染部位以导管插入部位感染及脓疱疹最常见。

三、感染诊断

(一)皮肤感染

1.临床诊断

皮肤有脓性分泌物、脓疱、疖肿等或患者有局部疼痛或压痛，局部红肿或发热，无其他原因解释者。

2.病原学诊断

临床诊断基础上，从感染部位的引流物、抽吸物中培养出病原体或者血液、感染组织特异性病原体抗原检测阳性即可诊断。

(二)软组织感染

软组织感染包括坏死性筋膜炎、感染性坏疽、坏死性蜂窝织炎、感染性肌炎、淋巴结及淋巴管炎。

1.临床诊断

符合下述 3 条之一即可诊断。

(1)从感染部位引流出脓液。

(2)外科手术或组织病理检查证实有感染。

(3)患者有局部疼痛或压痛、局部红肿或发热，无其他原因解释。

2.病原学诊断

临床诊断基础上，符合下述 2 条之一即可诊断。

(1)血液特异性病原体抗原检测阳性,或血清 ISM 抗体效价达到诊断水平,或双份血清 IgG 呈 4 倍升高。

(2)从感染部位的引流物或组织中培养出病原体。

(三)压疮感染

压疮感染包括压疮浅表部和深部组织感染。

1.临床诊断

压疮局部红、压痛或压疮边缘肿胀,并有脓性分泌物。

2.病原学诊断

临床诊断基础上,分泌物培养阳性。

(四)烧伤感染

1.临床诊断

烧伤表面的形态或特点发生变化,如焦痂迅速分离,焦痂变成棕黑、黑或紫罗兰色,烧伤边缘水肿,同时创面有脓性分泌物或患者出现发热>38 ℃或低体温<36 ℃,合并低血压即可诊断。

2.病原学诊断

临床诊断基础上,血液培养阳性并除外有其他部位感染或烧伤,组织活检显示微生物向邻近组织浸润。

(五)乳腺脓肿或乳腺炎

1.临床诊断

符合下述 3 条之一即可确诊。

(1)红、肿、热、痛等炎症表现或伴有发热,排除授乳妇女的乳汁淤积。

(2)外科手术证实。

(3)临床医师诊断的乳腺脓肿。

2.病原学诊断

临床诊断基础上,引流物或针吸物培养阳性。

(六)脐炎

1.临床诊断

新生儿脐部有红肿或有脓性渗出物。

2.病原学诊断

临床诊断基础上,有引流物、针吸液培养阳性或血液培养阳性(排除其他部位感染)即可诊断。

(七)婴儿脓疱病

1.临床诊断

皮肤出现脓疱或临床医师诊断为脓疱病。

2.病原学诊断

临床诊断基础上,分泌物培养阳性。

四、预防控制措施

(1)重视皮肤卫生,保持皮肤清洁;尽量避免皮肤潮湿和摩擦刺激。

(2)卧床患者加强护理措施,定期变换体位,避免局部长时间受压,防止压疮发生。

(3)及时处理体表软组织的损伤,积极治疗皮肤病,减少抓破损伤。

(4)所有皮肤侵入性操作必须严格进行皮肤消毒,执行无菌操作。

第四节 呼吸机相关肺炎感染的预防与控制

一、定义

呼吸机相关肺炎(VAP)是指气管插管或气管切开患者接受机械通气 48 小时后发生的肺炎,机械通气撤机、拔管后 48 小时内出现的肺炎也属于 VAP 范畴。

二、流行病学

VAP 属于医院获得性感染,我国大规模的医院感染横断面调查结果显示,住院患者中医院获得性感染的发生率为 3.22%~5.22%,其中医院获得性下呼吸道感染为 1.76%~1.94%。国内外研究结果均显示,包括 VAP 在内的下呼吸道感染居医院获得性感染构成比之首。

我国一项调查结果显示,46 所医院的 17 358 例 ICU 住院患者,插管总天数为 91 448 天,VAP 的发病率为 8.9/1 000 机械通气日。机械通气患者中 VAP 的发病率为 9.7%~48.4%,或为(1.3~28.9)/1 000 机械通气日,病死率为21.2%~43.2%。国内外的研究结果均表明,若病原菌为多重耐药(MDR)或全耐药(PDR)病原菌,归因病死率可高达 38.9%~60%。VAP 的病死率与高龄、合并糖尿病或慢性阻塞性肺疾病(慢阻肺)、感染性休克(脓毒症休克)及高耐药病原菌感染等相关。

三、危险因素和发病机制

(一)危险因素

发生 VAP 的危险因素涉及各个方面,可分为宿主自身和医疗环境两大类因素,主要危险因素见表 6-1。患者往往因多种因素同时存在或混杂,导致 VAP 的发生、发展。

表 6-1　医院获得性肺炎/呼吸机相关肺炎反生的危险因素

分类	危险因素
宿主自身因素	高龄
	误吸
	基础疾病(慢性肺部疾病、糖尿病、恶性肿瘤、心功能不全等)
	免疫功能受损
	意识障碍、精神状态失常
	颅脑等严重创伤
	电解质紊乱、贫血、营养不良或低蛋白血症
	长期卧床、肥胖、吸烟、酗酒等
医疗环境因素	ICU 滞留时间、有创机械通气时间
	侵袭性操作,特别是呼吸道侵袭性操作
	应用提高胃液 pH 的药物(H_2-受体阻断剂、质子泵抑制剂)
	应用镇静剂、麻醉药物
	头颈部、胸部或上腹部手术
	留置胃管
	平卧位
	交叉感染(呼吸器械及手感染)

(二)发病机制

VAP 的发病机制是病原体到达支气管远端和肺泡,突破宿主的防御机制,从而在肺部繁殖并引起侵袭性损害。致病微生物主要通过两种途径进入下呼吸道。

(1)误吸。

(2)致病微生物以气溶胶或凝胶微粒等形式通过吸入进入下呼吸道,其致病微生物多为外源性,如结核分枝杆菌、曲霉和病毒等。此外,VAP 也有其他感染

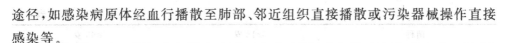

途径，如感染病原体经血行播散至肺部、邻近组织直接播散或污染器械操作直接感染等。

气管插管使得原来相对无菌的下呼吸道直接暴露于外界，同时增加口腔清洁的困难，口咽部定植菌大量繁殖，含有大量定植菌的口腔分泌物在各种因素(气囊放气或压力不足、体位变动等)作用下通过气囊与气管壁之间的缝隙进入下呼吸道；气管插管的存在使得患者无法进行有效咳嗽，干扰了纤毛的清除功能，降低了气道保护能力，使得 VAP 发生风险明显增高；气管插管内外表面容易形成生物被膜，各种原因(如吸痰等)导致形成的生物被膜脱落，引起小气道阻塞导致 VAP。此外，为缓解患者气管插管的不耐受，需使用镇痛镇静药物，使咳嗽能力受到抑制，从而增加 VAP 的发生风险。

VAP 可自局部感染逐步发展到脓毒症，甚至感染性休克。其主要机制是致病微生物进入血液引起机体失控的炎症反应，导致多个器官功能障碍，除呼吸系统外，尚可累及循环、泌尿、神经和凝血系统，导致代谢异常等。

四、病原学

非免疫缺陷患者的 VAP 通常由细菌感染引起，由病毒或真菌引起者较少，常见病原菌的分布及其耐药性特点随地区、医院等级、患者人群及暴露于抗菌药物的情况不同而异，并且随时间而改变。我国 VAP 常见的病原菌包括鲍曼不动杆菌、铜绿假单胞菌、肺炎克雷伯菌、金黄色葡萄球菌及大肠埃希菌等。但需要强调的是，了解当地医院的病原学监测数据更为重要，在经验性治疗时应根据及时更新的本地区、本医院甚至特定科室的细菌耐药特点针对性选择抗菌药物。

(一)病原谱

我国 VAP 患者主要见于 ICU。VAP 病原谱中，其中鲍曼不动杆菌分离率高达 35.7%～50%，其次为铜绿假单胞菌和金黄色葡萄球菌，二者比例相当(表 6-2)。≥65 岁的患者中铜绿假单胞菌的分离率高于其他人群。

表 6-2 我国呼吸机相关肺炎患者常见细菌的分辨率(%)

菌种	≥18 岁	≥65 岁
鲍曼不动杆菌	12.1～50.5	10.3～18.5
铜绿假单胞菌	12.5～27.5	27.7～34.6
肺炎克雷伯菌	9～16.1	5.1～13.9
金黄色葡萄球菌	6.9～21.4	5.8～15.4

续表

菌种	≥18岁	≥65岁
大肠埃希菌	4～11.5	1.3～6.2
阴沟肠杆菌	2～3.4	3.1
嗜麦芽窄食单胞菌	1.8～8.6	4.6～9.6

由于我国二级及以下医院高质量前瞻性的VAP流行病学研究尚不足，目前查到的文献绝大部分为回顾性研究，以上数据仅供参考。

(二)常见病原菌的耐药性

细菌耐药给VAP的治疗带来了严峻挑战。临床上MDR的定义是指对3类或3类以上抗菌药物(除天然耐药的抗菌药物)耐药，广泛耐药(XDR)为仅对1～2类抗菌药物敏感而对其他抗菌药物耐药，PDR为对能得到的、在常规抗菌谱范围内的药物均耐药。

VAP常见的耐药细菌包括碳青霉烯类耐药的鲍曼不动杆菌(CRAB)、碳青霉烯类耐药的铜绿假单胞菌(CRPA)、产超广谱β-内酰胺酶(ESBLs)的肠杆菌科细菌、甲氧西林耐药的金黄色葡萄球菌(MRSA)及碳青霉烯类耐药的肠杆菌科细菌(CRE)等。我国多中心细菌耐药监测网中的中国细菌耐药监测网(CHINET)和中国院内感染的抗菌药物耐药监测(CARES)数据均显亦，在各种标本中(血、尿、痰等)CRAB的分离率高达70%，CRPA的分离率为20%～40%，产ESBLs的肺炎克雷伯菌和大肠埃希菌的分离率分别为25%～35%和45%～60%，MRSA的分离率为35%～40%，CRE的分离率为5%～18%。而来自痰标本中的某些耐药菌，如MRSA的发生率往往更高。

五、诊断

(一)临床诊断标准

VAP的临床表现及病情严重程度不同，从单一的典型肺炎到快速恶化的重症肺炎伴脓毒症、感染性休克均可发生，目前尚无临床诊断的“金标准”。肺炎相关的临床表现满足的条件越多，临床诊断的准确性越高。

胸部X线或CT显示新出现或进展性的浸润影、实变影或磨玻璃影，加上下列3种临床症候中的2种或以上，可建立临床诊断：①发热，体温>38℃。②脓性气道分泌物。③外周血白细胞计数>10×10^9/L或<4×10^9/L。

影像学是诊断VAP的重要基本手段，应常规行胸部X线片，尽可能行胸部

CT 检查。对于危重症或无法行胸部 CT 的患者，有条件的单位可考虑床旁肺超声检查。

(二)病原学诊断

在临床诊断的基础上，若同时满足以下任意一项，可作为确定致病菌的依据。

(1)合格的下呼吸道分泌物（中性粒细胞数>25 个/低倍镜视野，上皮细胞数<10 个/低倍镜视野，或二者比值>2.5：1)、经支气管镜防污染毛刷(PSB)、支气管肺泡灌洗液(BALF)、肺组织或无菌体液培养出病原菌，且与临床表现相符。

(2)肺组织标本病理学、细胞病理学或直接镜检见到真菌并有组织损害的相关证据。

(3)非典型病原体或病毒的血清 IgM 抗体由阴转阳或急性期和恢复期双份血清特异性 IgG 抗体滴度呈 4 倍或 4 倍以上变化。呼吸道病毒流行期间且有流行病学接触史，呼吸道分泌物相应病毒抗原、核酸检测或病毒培养阳性。

六、VAP 的预防与控制措施

(一)管理要求

(1)应将 VAP 的预防与控制工作纳入医疗质量和医疗安全管理。

(2)应明确医务人员在 VAP 预防与控制工作中的责任，制订并落实 VAP 预防与控制工作的各项规章制度和标准操作规程。

(3)医院感染管理、医务、护理及其他有关部门应在各自专业范围内负责 VAP 预防与控制工作的监督管理，制订 VAP 循证措施依从性核查表，并督促落实。

(4)应制订 VAP 预防与控制知识和技能岗位培训计划，培训内容应定期根据最新循证医学证据和当地流行病学资料进行更新，并对计划的实施进行考核、评价与反馈。

(5)开展呼吸机诊疗活动的临床科室，应配备受过专业训练，具备独立工作能力的医务人员。

(6)医务人员在诊疗活动中应严格执行《医务人员手卫生规范》WS/T313 的要求，遵循洗手与卫生手消毒的原则、指征和方法。

(7)医务人员在诊疗活动中应严格执行《医院隔离技术规范》WS/T311 的要求，遵循“标准预防”和“基于疾病传播途径”的原则。患有呼吸道传染性疾病时，应避免直接接触患者。

(8)医务人员宜每年接种流感疫苗。

(二)预防措施

(1)若无禁忌证,应将患者床头抬高 30°～45°。

(2)应定时对患者进行口腔卫生,每 6～8 小时 1 次。

(3)宜使用 0.12%～2%氯己定消毒液对患者口腔黏膜、牙龈等部位擦拭或冲洗,意识清醒的患者可采取漱口的方式。

(4)对患者实施肠内营养时,应特别注意避免胃过度膨胀,条件许可时应尽早拔除鼻饲管。

(5)对患者实施肠内营养时,宜采用远端超过幽门的鼻饲管,注意控制输注容量和速度。

(6)应积极预防深静脉血栓形成。

(7)对多重耐药菌如甲氧西林耐药金黄色葡萄球菌(MRSA)、多重耐药或泛耐药鲍曼不动杆菌(MDR/XDR-AB)、耐碳青霉烯肠杆菌科细菌(CRE)、多重耐药或泛耐药铜绿假单胞菌(MDR/XDR-PA)等具有重要流行病学意义的病原体感染或定植患者,应采取隔离措施。

(8)应规范人工气道患者抗菌药物的预防性使用,避免全身静脉使用或呼吸道局部使用抗菌药物预防 VAP。

(9)不宜常规使用口服抗菌药物进行选择性消化道脱污染。

(三)气道管理

(1)严格掌握气管插管指征。对于需要辅助通气的患者,宜采用无创正压通气。

(2)宜选择经口气管插管。2 周内不能撤除人工气道的患者,宜尽早选择气管切开。

(3)应选择型号合适的气管插管,并常规进行气囊压力监测,气囊压力应保持在 25～30 cmH_2O(2.45～2.94 kPa)。

(4)预计插管时间超过 72 小时的患者,宜选用带声门下分泌物吸引气管导管。

(5)对于留置气管插管的患者,每天停用或减量镇静剂 1 次,评估是否可以撤机或拔管,应尽早拔除气管插管。

(6)应定时抽吸气道分泌物。当转运患者、改变患者体位或插管位置、气道有分泌物积聚时,应及时吸引气道分泌物。吸引气道分泌物时,应遵循无菌操作，每次吸引应更换吸痰管，先吸气管内，再吸口鼻处，每次吸引应充分。气管导管气囊上滞留物的清除方法包括以下内容。①清除方法：操作前先清除呼吸机管路集水杯中的冷凝水。协助患者取头低脚高位或平卧位。先吸引下呼吸道分泌物，再吸引口鼻腔内分泌物。将简易呼吸器与气管插管连接，操作者在患者吸气末轻轻挤压简易呼吸器，在患者呼气初用力挤压简易呼吸器，另操作者同时放气囊。再次吸引口鼻腔内分泌物。如此反复操作2～3次，直到完全清除气管导管气囊上滞留物为止。②注意事项：操作前应充分做好用物准备。操作时断开的呼吸机管路接头应放在无菌巾上。操作时医务人员应戴无菌手套，不宜使用镊子代替。戴无菌手套持吸痰管的手应避免污染。冲洗吸痰管分泌物的无菌溶液，应分别注明“口鼻腔”“气管内”的字样，不应交叉使用。

(7)对多重耐药病原体感染或定植患者、呼吸道传染性疾病患者或疑似患者，宜采用密闭式吸痰管。

(8)连续使用呼吸机机械通气的患者，不应常规更换呼吸机管路，遇污染或故障时及时更换。

(9)呼吸机管路集水杯应处于管路最低位置，患者翻身或改变体位前，应先清除呼吸机管路集水杯中的冷凝水，清除冷凝水时呼吸机管路应保持密闭。

(10)应在呼吸机管路中采用加热湿化器或热湿交换器等湿化装置，不应使用微量泵持续泵入湿化液进行湿化，加热湿化器的湿化用水应为无菌水。

(11)热湿交换器的更换频率不宜<48小时，遇污染或故障时及时更换。

(12)雾化器应一人一用一消毒。

(13)雾化器内不宜添加抗菌药物。

(14)不应常规使用细菌过滤器预防VAP。呼吸道传染性疾病患者或疑似患者，可使用细菌过滤器防止病原体污染呼吸机内部。

(四)消毒灭菌

(1)应遵循《医疗机构消毒技术规范》WS/T367的管理要求和消毒灭菌基本原则。

(2)高度危险性物品应一人一用一灭菌，中度危险性物品应一人一用一消毒。应遵循《医院消毒供应中心 第1部分：管理规范》WS310.1的管理要求，呼吸机螺纹管、雾化器、金属接头、湿化罐等，应由消毒供应中心(CSSD)回收，集中清洗、消毒、灭菌和供应。

(3)使用中的呼吸机外壳、按钮、面板等应保持清洁与干燥，每天至少擦拭消毒1次，遇污染应及时进行消毒；每位患者使用后应终末消毒。发生疑似或者确认医院感染暴发时应增加清洁消毒频次。

(4)应使用细菌过滤器防止麻醉机、呼吸机内部污染。复用的细菌过滤器清洁消毒应遵循生产厂家的使用说明,一次性细菌过滤器应一次性使用。感染性疾病患者使用后应立即更换。加热湿化器、活瓣和管路应一人一用一消毒,遇污染或故障时应及时更换。

(5)频繁接触的诊疗环境表面,如床栏杆、床头桌、呼叫按钮等,应保持清洁与干燥,每天至少消毒1次,遇污染时及时消毒,每位患者使用后应终末消毒。

(6)病床隔帘应保持清洁与干燥,遇污染时应及时更换。多重耐药菌如MRSA、MDR/XDR-AB、CRE、MDR/XDR-PA等具有重要流行病学意义的病原体感染或定植患者使用后应及时更换。

(五)监测

(1)应遵循《医院感染监测规范》WS/T312 的要求,开展 VAP 的目标性监测,包括发病率、危险因素和常见病原体等,定期对监测资料进行分析、总结和反馈。

(2)应定期开展 VAP 预防与控制措施的依从性监测、分析和反馈,并有对干预效果的评价和持续质量改进措施的实施。

(3)出现疑似医院感染暴发时,特别是多重耐药菌或不容易清除的耐药菌、真菌感染暴发以及发生军团菌医院感染时,应进行人员与环境的目标性微生物监测,追踪确定传染源,分析传播途径,并评价预防控制措施效果。

第五节　导尿管相关尿路感染的预防与控制

导尿管相关尿路感染(CA-UTI)是医院感染中常见的感染类型,仅次于呼吸道感染,占医院感染的35%～50%,而在这些尿路感染病例中,80%～90%与留置导尿管有关。留置导尿管是临床最常见的一项操作,是造成医院内感染最常见的原因之一,美国医院约25%的住院患者需要留置导尿管。导尿管选择、导尿技术操作及护理和导尿留置时间的长短等因素与导尿管相关尿路感染有关。相对于其他医院感染来说,CA-UTI的病死率较低,但是泌尿道插管的高使用率可引起大量的感染,使经济负担加重。

一、概述

(一)定义

导尿管相关尿路感染(CA-UTI)主要是指患者留置导尿管后,或者拔除导尿管48小时内发生的泌尿系统感染。根据感染部位的不同分为上尿路感染和下尿路感染:上尿路感染主要是肾盂肾炎,下尿路感染主要是膀胱炎、尿道炎。

导尿管相关无症状性菌尿症(CA-ASB)是指患者虽然没有症状,但在1周内有内镜检查或导尿管置入,尿液培养革兰阳性球菌菌落数≥10^4 cfu/mL,革兰阴性杆菌菌落数≥10^5 cfu/mL,应当诊断为导尿管相关无症状性菌尿症(CA-ASB)。

医院CA-UTI几乎是专有的器械相关性感染,且绝大部分患者无尿路感染相应的症状或体征。CA-ASB是全球范围内最常见的卫生保健相关感染,约占美国每年医院感染的40%。在医院有28%的患者留置了导尿管。一项研究发现,留置导尿管的患者中有31%被不规范地插入了导尿管。另一研究发现,所有保留尿管天数有36%是不必要的。

(二)CA-UTI流行病学

1.发病率

导尿管相关尿路感染(CA-UTI)是全球范围内最常见的医院相关感染,约占美国每年医院感染的40%。有80%~90%的医院获得性泌尿道感染由导尿管引起。如留置导尿管少于1周或1周的患者,UTI的发生率为10%~40%,长期留置导尿管(≥30天)的患者,UTI有100%的发病率。

我国相关研究资料显示,导尿管相关尿路感染率为1.1%~53.8%,日感染率为1.13‰~26.4‰,说明CA-UTI的发生率在不同的地区或不同的医院有明显的不同。刘丁等对485例留置导尿管病例调查显示,平均感染发生率为53.8%,平均每1 000床位日发生感染26.4例。导尿管留置时间与感染的发生密切相关,有学者报道,如留置导管1~3天,CA-UTI的发生率为10.3%,留置导管≥10天,CA-UTI的发生率为97.6%。有学者报道留置尿管10天,尿路感染的发生率为8.7%;留置尿管20天,尿路感染的发生率为17.39%;留置尿管>30天,尿路感染的发生率为43.48%。有学者对87例留置导尿管的患者的监测结果显示,留置导尿管后3天尿路感染率为20.7%,7天后感染率为26.8%,14天后尿路感染率为31.3%。

CA-UTI的发生与插管方法、导尿管留置时间、导尿管的维护、膀胱冲洗等密切相关,有学者研究显示,引流袋更换时间与发生菌尿有显著差异($P<0.01$)。

每3天更换引流袋，菌尿发生率明显低于每天更换引流袋；每天更换引流袋，菌尿阳性率为20.83%；3天以上更换引流袋，菌尿阳性率为零。膀胱冲洗与非冲洗菌尿发生率有明显差异($P<0.05$)，每天用抗菌药物冲洗膀胱，菌尿阳性率为21.74%；不进行膀胱冲洗，菌尿阳性率为3.23%。留置尿管时间与菌尿发生率有显著差异($P<0.01$)，留置导尿管第4天，菌尿阳性率为2.13%；留置导尿管第7天，菌尿阳性率为21.28%。膀胱冲洗没有预防尿路感染的作用；相反，有增加感染的可能。

2.病原学

引起导尿管相关尿路感染的病原菌以革兰阴性杆菌为主，耐药性日渐突出。美国研究显示，大肠埃希菌是导尿相关的医院内UTI中最普遍常见的细菌，约占26%，肠球菌占16%，铜绿假单胞菌占12%，念珠菌属占9%，肺炎克雷伯菌属占6%，肠杆菌属占6%。在医院的重症监护病房里，念珠菌属在医院内UTI中占较大的比例(25.9%)，接着依次是大肠埃希菌(18.9%)、肠球菌(13%)、铜绿假单胞菌(11%)、肠杆菌属(6%)。我国众多研究结果与美国数据基本相符，导尿管相关尿路感染主要病原菌依次为大肠埃希菌(35.8%~45.7%)、尿肠球菌(8.6%~10.9%)、粪肠球菌(8%~9.3%)、白假丝酵母菌(6.2%~13.5%)、肺炎克雷伯菌(7.3%~8.3%)、铜绿假单胞菌(4.3%~5.7%)。大肠埃希菌是引起CA-UTI的首位致病菌，革兰阳性菌以尿球菌和粪肠球菌为主，随着念珠菌属和肠球菌报告的增加，引起医院内导尿管相关尿路感染的病原体也发生了变化。目前念珠菌属是术后重症患者尿标本中最普遍的病原菌。国内报道真菌感染占6.2%~13.5%，抗菌药物使用引起菌群失调容易导致尿路感染。

(三)感染途径及因素

人体泌尿系统有一套自身的完整的防御机制，正常情况下膀胱内是无菌的。导尿管的使用在某种程度上破坏了泌尿系统的正常防御机制。留置导尿管是细菌侵入的途径：①插导尿管时细菌进入膀胱。②尿道周围或肛门周围的细菌沿着导尿管——黏膜接触面(导尿管外表面)迁移进入膀胱。③违反无菌操作规程，导管护理后细菌从集尿袋沿着导管内腔表面上行进入膀胱。

大多数导尿管相关的UTI是由于会阴区的病原体从外腔迁移或导尿管护理操作异常使病原体从内腔迁移进入膀胱引起感染。15%的导管相关泌尿道感染源自外源性因素，如导尿管系统污染、护理人员污染的手、插入导尿管或维护导尿管过程中违反操作规程、应用消毒不达标的设施等而引起感染。而导尿管长时间留置尿道内，又破坏了尿道的正常生理功能，从而削弱了尿道黏膜对细菌

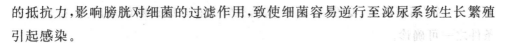

的抵抗力，影响膀胱对细菌的过滤作用，致使细菌容易逆行至泌尿系统生长繁殖引起感染。

生物膜的形成被认为是导管相关尿路感染发病的重要机制。细菌一旦进入泌尿道，尿中病原体附着至导尿管表面、增殖并开始分泌细胞外多糖，与尿中的盐和蛋白质组成细菌复合物并形成一个生物膜，它保护微生物不受抗菌剂、杀菌剂和宿主屏障的清除。目前已有能减少生物膜形成的较新技术，减少细菌和真菌的黏附，或抑制已黏附到导管的微生物的生长。

（四）临床特点

导尿管相关尿路感染不仅是病原体在尿道和膀胱黏膜的定植和炎症反应，还可发生逆行感染引起肾盂肾炎、前列腺炎、附睾炎和精囊炎。大部分患者医院内尿路感染在临床上多呈良性经过，无明显的临床症状，导尿管拔除后可自行痊愈。

在美国，导管相关尿路感染的报道多为 CA-ASB，医院内尿路感染患者中有 65%～75%是无症状菌尿。约 30%的患者有临床症状和体征，如尿频、尿急和尿痛等膀胱刺激征，除局部症状外还表现为发热、腰痛及肋脊角叩痛、耻骨上方疼痛或压痛等。导尿管相关尿路感染如不及时控制，细菌入侵血液系统引起菌血症。医院患者中，导尿管相关菌尿症为医院血流感染的最常见原因之一，约 15%的医院血流感染源于尿路。尿培养不能预测 CA-UTI，在留置导尿的患者中，大肠埃希菌是最常见的细菌，约占 35.62%。

大量前瞻性调查研究证实，导尿管相关尿路感染（CA-UTI）的发生与留置导尿管的时间长、导管护理的违规操作导致导尿管系统污染、女性、老年人等密切相关。女性尿道短，尿道门暴露，易发生上行性感染。女性应用导尿管后发生 UTI 的概率是男性的 2 倍。女性尿道周围区域的菌群也是十分重要的，尿道周围的菌群是重要的潜在性致病菌。留置导尿管时间的长短是导尿管相关尿路感染最重要的危险因素。

CA-UTI 的症状和体征包括发热、寒战、意识改变、不适、无诱因昏睡、腰痛、肋脊角叩痛、急性血尿、盆腔不适，已拔除导尿管的患者可有排尿困难、尿频、耻骨上方疼痛或压痛。

（五）导尿管相关尿路感染的诊断标准

临床诊断：CA-UTI 的诊断标准为留置导尿管、耻骨上方导尿管或间歇导尿管的患者出现 UTI 相应的症状、体征，且无其他原因可以解释，并且尿检白细胞男性≥5 个/高倍视野，女性≥10 个/高倍视野。在临床诊断的基础上，符合以下条件之一可确诊。

(1)清洁中段尿或者导尿留取尿液(非留置导尿)培养革兰阳性球菌菌落数 $\geq 10^4$ cfu/mL，革兰阴性杆菌菌落数 $\geq 10^5$ cfu/mL。

(2)耻骨联合上膀胱穿刺留取尿液培养的细菌菌落数 $\geq 10^3$ cfu/mL。

(3)新鲜尿液标本经离心应用显微镜检查，在每 30 个视野中有半数视野见到细菌。

(4)经手术、病理学或者影像学检查，有尿路感染的证据。

美国感染病学会制订的导尿管相关尿路感染的诊断、预防和治疗指南，不推荐筛查CA-ASB，除非进行研究以评价干预措施对降低 CA-ASB 或 CA-UTI 的效果。对于留置导尿管的患者，仅有脓尿不能诊断为 CA-ASB 或 CA-UTI；有症状但无脓尿的患者，提示诊断并非CA-UTI；脓尿伴 CA-ASB 并非进行抗菌治疗的指征。

二、管理要求

(1)医疗机构应建立健全规章制度，制订并落实预防 CA-UTI 的工作规范和操作规程。

(2)医疗机构应逐步开展 CA-UTI 的目标性监测，持续质量改进，有效降低 CA-UTI 的发生。

(3)医务人员应接受关于无菌技术、导尿操作、留置导尿管的维护以及 CA-UTI 预防的培训和教育，并熟练掌握相关操作规程。

(4)医务人员应评估患者发生 CA-UTI 的潜在风险，针对高危因素，实施 CA-UTI 的预防和控制措施。

三、监测要求

(1)根据导尿管使用的频率和 CA-UTI 的潜在风险，确定需要监测的患病人群。

(2)按照《医院感染监测规范》WS/T312 的要求，开展 CA-UTI 目标性监测。

(3)详细记录尿道插管指征、插管时间、插管操作者和拔管时间等。采用统一指标如导尿管使用率、CA-UTI 发生率等评价 CA-UTI 预防与控制质量。

(4)应定期分析监测资料，并及时向被监测临床科室反馈。

(5)当出现 CA-UTI 暴发或疑似暴发时，应按照《医院感染管理办法》和《医院感染暴发报告及处置管理规范》的相关要求报告和处理。

(6)不宜常规对留置导尿管的患者进行无症状性菌尿症筛查。

四、预防控制措施

(一)留置导尿管前预防控制措施

(1)严格掌握留置导尿管的适应证。

(2)仔细检查无菌导尿包,如发现导尿包过期、外包装破损、潮湿,不应使用。

(3)可重复使用的导尿包按照《医院消毒供应中心 第2部分:清洗消毒及灭菌技术操作规范》WS310.2的规定处理;一次性导尿包符合国家相关要求,不应重复使用。

(4)根据患者年龄、性别、尿道等情况选择型号大小、材质等的合适导尿管,最大限度降低尿道损伤和尿路感染。

(5)对留置导尿管的患者,应采用密闭式引流装置。

(6)应告知患者留置导尿管的目的,配合要点和置管后的注意事项。

(7)不宜常规使用包裹银或抗菌导尿管。

(二)放置导尿管时预防控制措施

(1)医务人员应严格按照《医务人员手卫生规范》WS/T313的要求,洗手后,戴无菌手套实施导尿术。

(2)严格遵循无菌操作技术原则留置导尿管,动作宜轻柔,避免损伤尿道黏膜。

(3)正确铺无菌巾,避免污染尿道口。

(4)应使用合适的消毒剂,充分消毒尿道口及其周围皮肤黏膜,防止污染。

男性:洗净包皮及冠状沟,然后自尿道口、龟头向外旋转擦拭消毒。

女性:按照由上至下,由内向外的原则清洗外阴,然后清洗并消毒尿道口、前庭、两侧大小阴唇,最后会阴、肛门。

(5)导尿管插入适宜深度,确保尿管固定稳妥。

(6)置管过程中,指导患者放松,协调配合,避免污染,如发现尿管被污染,应重新更换。

(三)留置导尿管后预防控制措施

(1)应妥善固定尿管,避免打折、弯曲,集尿袋高度低于膀胱水平,不应接触地面,防止逆行感染。

(2)应保持尿液引流系统通畅和密闭性,活动或搬运时夹闭引流管,防止尿液逆流。

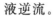

(3)应使用个人专用收集容器或清洗消毒后的容器定期清空集尿袋中尿液。清空集尿袋中尿液时,应遵循无菌操作原则,避免集尿袋的出尿口触碰到收集容器的表面。

(4)留取小量尿标本进行微生物病原学检测时,应消毒导尿管接口后,使用无菌注射器抽取标本送检。留取大量尿标本时可从集尿袋中采集,不应打开导尿管和集尿袋的接口采集标本。

(5)不应常规进行膀胱冲洗或灌注。若发生血块堵塞或尿路感染时,可进行膀胱冲洗或灌注。

(6)应保持尿道口清洁,大便失禁的患者清洁后还应进行消毒。留置导尿管期间,应每天清洁或冲洗尿道口。

(7)患者沐浴或擦身时应注意对导管的保护。

(8)长期留置导尿管应定期更换,普通导尿管更换时间 7～10 天,特殊类型导尿管的更换时间按照说明书规定,更换导尿管时应同时更换导尿管集尿袋。

(9)导尿管阻塞、脱出或污染时应立即更换导尿管和集尿袋。

(10)患者出现尿路感染症状时,应及时留取尿液标本进行病原学检测,并更换导尿管和集尿袋。

(11)应每天评估留置导尿管的必要性,应尽早拔除导尿管。

(12)医护人员在维护导尿管时,手卫生应严格按照《医务人员手卫生规范》WS/T313 的要求。

第六节　导管相关血流感染的预防与控制

随着医疗技术的不断发展,各种血管通路的使用已经成为 ICU 重症监护室不可或缺的治疗手段。而随之而来的导管相关血流感染问题也日益严重,是最常见的院内获得性感染之一,也是重症患者的主要致死原因之一。尽管内置血管导管所致血流感染的发生少于继发性血流感染,但它是一种严重的危及患者生命的并发症。血管导管所致血流感染由于其严重的后遗症、治疗的难度及医疗费用激增,已引起了人们的广泛重视。

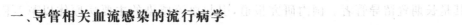

一、导管相关血流感染的流行病学

导管相关血流感染(CRBSI)是指带有血管内导管或者拔除血管内导管48小时内的患者出现菌血症或真菌血症,并伴有发热(>38 ℃)、寒战或低血压等感染表现,除血管导管外没有其他明确的感染源。实验室微生物学检查显示:外周静脉血培养细菌或真菌阳性,或者从导管段和外周血培养出相同种类、相同药敏结果的致病菌。

(一)流行病学

1.血流感染发病率

美国每年重症监护病房的中心静脉置管日(在指定时间内特定人群中所有患者暴露于中心静脉插管的总天数)总计1 500万日,导管相关血流感染的发生率为4%~8%,说明医院内这种感染的发生率有很大差异。关于CRBSI有很多不同的研究。各种类型导管的血行感染发生率不同,以千导管留置日来统计,从(2.9~11.3)/1 000导管日不等。ICU中每年发生的CRBSI约为8万例,而在整个医院范围内,预计每年发生的病例数可高达25万例。多项分析显示,由于CRBSI可导致发病率的升高和医疗费用的增长,其花费非常惊人,造成经济损失超过90亿美元,死亡人数超过3万人,超过美国总死亡人数的1%,发展中国家CRBSI的发病率是美国的3~4倍。

我国研究显示,各种类型导管的血流感染发生率不同,以千导管留置日来统计,从1.22‰~11.3‰导管日不等。国内对CRBSI感染率的报道结果差异较大。发生血流感染率较高的分别为切开留置的周围静脉导管及带钢针的周围静脉导管,而经皮下置入静脉输液及中长周围静脉导管的感染率较低;闫沛、陈丽霞、袁咏梅等研究报道,动静脉插管相关血流感染率为1.25%~14.0%,日感染率为1.22‰~16.57‰;有学者报道,某三甲医院重症监护病房(ICU)监测1 526例患者,血流感染的发病率为4.2%,有学者根据医院调研认为,中心静脉导管相关性血流感染(CRBSI)的发病率为2.3‰,长期留置隧道式带套囊透析导管发生感染率最高,周围静脉留置针发生感染率最低。导管相关血流感染不仅与导管类型有关,还与医院规模、置管位置及导管留置时间有关。

2.感染病原体

患者导管置入部位周围皮肤及医务人员手部皮肤是病原菌的主要来源。在美国,至少2/3的导管相关血流感染病例是由葡萄球菌引起的(凝固酶阴性葡萄球菌和金黄色葡萄球菌)。此外,1/4的感染是由革兰阴性菌及念珠菌所致,尤其是长期置留导管者。国内研究报道，引起血流感染的主要病原体以革兰阳性细菌占优势，但相比之下，真菌感染有一定的上升趋势，且多为条件致病菌。病原菌呈现一定的变化趋势。有学者研究显示，2006－2010 年最常见的分离病原菌依次为大肠埃希菌、凝固酶阴性葡萄球菌、金黄色葡萄球菌、肺炎克雷伯菌、铜绿假单胞。而 Mohnarin 2011 年细菌耐药性监测显示，来源于血液的革兰阳性球菌占 50%，革兰阴性菌占49.8%。常见的病原菌为凝固酶阴性葡萄球菌、大肠埃希菌、克雷伯菌、金黄色葡萄球菌和肠球菌及鲍曼不动杆菌。表皮葡萄球菌感染主要是由于皮肤污染引起，约占导管相关血流感染（CRBSI）的 30%。金黄色葡萄球菌曾是 CRBSI 最常见的病原菌，目前约占院内血流感染的 13.4%。2010 年医院感染横断面调查显示，引起血流感染前几位的病原体依次为大肠埃希菌、表皮葡萄球菌，金黄色葡萄球菌、其他葡萄球菌、鲍曼不动杆菌和铜绿假单胞菌等。

3.病死率

病原菌的种类与病死率有一定的相关性，金黄色葡萄球菌引起的导管相关血流感染的死亡率高达8.2%。凝固酶阴性的葡萄球菌所致的导管相关血流感染的死亡率较低，约为 0.7%。真菌所致导管相关血流感染的死亡率国内外尚无统计数据。

(二)病原体感染机制

导管相关血流感染的病原体类型可直接反映感染的发病机制。导致感染的病原体可能是多源性的，包括插入导管部位周围的皮肤、污染的导管套管、无菌操作不规范、其他部位感染的血液播散。皮肤菌群可以在导管外表面繁殖，然后沿皮下迁移至血管内段，进而导致血流感染。长期置留导管的则需要多次操作，因而导管套管可能受到污染，病原菌来自医务人员的手，随后沿导管内表面迁移至导管的血管内段，从而导致感染。

导管相关血流感染与导管周围生物膜的形成有关。生物膜是由宿主及细菌因子共同组成，宿主因素包括血小板、黏蛋白、纤维蛋白原、纤维蛋白，上述物质可以和某些病原体如金黄色葡萄球菌、念珠菌等表面的不同受体结合形成生物膜。细菌因子则指细菌分泌的纤维多糖。生物膜可抵抗宿主的免疫防御及吞噬作用，削弱抗菌药物的穿透力或抗菌剂的作用，同时是潜在的感染源。

(三)血管内导管类型

血管内导管类型多样，可从不同角度进行分类。根据置入血管类型分为周围静脉导管、中心静脉导管、动脉导管，根据留置时间分为临时或短期导管、长期

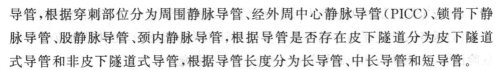

导管,根据穿刺部位分为周围静脉导管、经外周中心静脉导管(PICC)、锁骨下静脉导管、股静脉导管、颈内静脉导管,根据导管是否存在皮下隧道分为皮下隧道式导管和非皮下隧道式导管,根据导管长度分为长导管、中长导管和短导管。

非隧道式中心静脉导管经皮穿刺进入中心静脉(锁骨下、颈内、股静脉)。导管型号对细菌定植有一定的危险性,导管越粗,细菌定植率越高。分析原因:由于越粗的导管对穿刺点皮肤的创伤越大,皮肤正常菌群和条件致病菌入侵定植的概率就越大,导致机体发生血流感染的可能性就越高。因此,置管时应选择合适的导管型号。

二、管理要求

(1)医疗机构应健全预防导管相关血流感染的规章制度,制订并落实预防与控制导管相关血流感染的工作规范和操作规程,明确相关部门和人员职责。

(2)应由依法取得护士、医师执业资格,并经过相应技术培训的医务人员执行血管导管穿刺。

(3)医疗机构宜建立血管导管置管专业队伍,提高对血管导管置管患者的专业护理质量。

(4)相关医务人员应接受有关血管导管的使用指征、正确置管、使用与维护、导管相关感染预防与控制措施的培训和教育并考核合格,熟悉血管导管的分类、穿刺部位及长度(表6-3),熟练掌握相关操作规程,并对患者及相关家属进行相关知识的讲解。

表6-3 血管内导管分类、穿刺部位、长度

导管名称	穿刺部位	长度
外周静脉导管(留置针)	前臂静脉,下肢静脉	<8 cm,很少发生血行感染
外周动脉导管	通常经桡动脉插入穿刺,也可经股、腋、肱、胫后动脉插入	<8 cm
非隧道式中心静脉导管	经皮插入锁骨下、颈内、股静脉进入中心静脉	≥8 cm,长度受患者身材影响
隧道式中心静脉导管	经隧道置入锁骨下、颈内、股静脉	≥8 cm,长度受患者身材影响
肺动脉导管	导丝引导下经中心静脉(锁骨下、颈内、股静脉)插入	≥30 cm,长度受患者身材影响
经外周静脉插入中心静脉导管(PICC)	经贵要静脉、头静脉、肱静脉插入,导管进入上腔静脉	≥20 cm,长度受患者身材影响
全植入式导管(输液港)	皮下埋植,使用时用针穿刺,插入锁骨下、颈内静脉	≥8 cm,长度受患者身材影响
脐带血管导管	插入脐动脉或者脐静脉	≤6 cm,长度受患者身材影响

(5)应定期评估相关医务人员正确置管和维护导管知识的掌握和应用情况。

(6)医务人员应评估并根据患者发生导管相关血流感染,尤其是血流感染的危险因素,实施预防和控制导管相关血流感染的措施。

(8)医疗机构应逐步开展导管相关血流感染,尤其是导管相关血流感染的目标性监测,持续改进质量,降低感染发生率。

三、置管时预防措施

(1)应严格遵守置管的适应证标准。

(2)严格执行无菌技术操作规程,置入中心静脉导管和经外周静脉穿刺中央静脉导管、全植入式血管通路、导丝引导下更换导管时,应遵守最大无菌屏障要求,戴工作圆帽、外科口罩、按《医务人员手卫生规范》WS/T313 的有关要求洗手并戴无菌手套、穿无菌手术衣或无菌隔离衣、铺大无菌单。置管过程中手套污染或破损时应立即更换。置管环境符合无菌操作要求。

(3)外周静脉置管、导管日常维护与使用导管时戴医用口罩。插入外周静脉导管时,若手接触消毒后皮肤,应戴无菌手套,否则可戴清洁手套。

(4)选择中央静脉置管部位时,成人宜首选锁骨下静脉或颈静脉,不宜选择股静脉;连续肾脏替代治疗时宜首选颈静脉,可选股静脉。

(5)穿刺部位皮肤消毒,应按《医疗机构消毒技术规范》WS/T367 的要求选择合规有效的皮肤消毒剂,年龄两个月以上患者中心静脉穿刺宜选择含 0.5%以上氯己定的醇类消毒剂。

(6)消毒穿刺部位应以同心圆方式自穿刺点由内向外消毒,消毒范围应与穿刺种类一致。患者皮肤不洁时应先清洁皮肤,再消毒。应在皮肤消毒干后再进行置管等操作。

(7)置管时使用的医疗器械、器具和各种敷料等医疗用品应无菌。

(8)选择中心静脉导管时,应选择能够满足病情需要的最少端口(腔道)的导管。

(9)中心静脉导管置管后应记录置管日期、时间、部位,导管名称和型号、尖端位置等。

(10)患湿疹、疖肿等皮肤病或患者感冒、流感等呼吸道疾病时,以及已知携带或感染多重耐药菌的医务人员,在未治愈前不应进行置管操作。

四、置管后预防措施

(1)宜选择无菌透明、透气性好的敷料覆盖穿刺点,对于高热、出汗、穿刺点

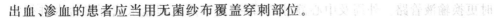

出血、渗血的患者应当用无菌纱布覆盖穿刺部位。

(2)应定期更换穿刺点敷料,敷料更换时间间隔见表6-4。当发现敷料松动、污染、潮湿、完整性破坏等时应立即更换。使用透明敷料加纱布固定导管时,按纱布类敷料处理。在透明敷料的标签纸上应标注导管穿刺时间、更换敷料时间并签名。

表6-4 导管及敷料更换的时间间隔

导管类型	更换或者重新留置	穿刺点敷料的更换
外周静脉导管	成人:间隔72～96小时更换。小儿:除非临床需要,不必更换。	纱布敷料应每2天更换1次,透明的半透膜敷料应每7天更换1次。拔除或更换导管、敷料潮湿、松动或污染、完整性被破坏时应更换。影响对穿刺点的触诊和观察时,应每天更换,同时检查穿刺点
外周动脉导管	成人:不应为预防感染而更换导管。小儿更换导管的间隔尚未确定。压力转换器应每96小时更换1次,同时应更换系统内其他组件(包括管路系统,持续冲洗装置和冲洗溶液)	要求同上
中心静脉导管	不应为预防感染定期更换导管	要求同上
肺动脉导管	不应为预防感染定期更换导管	要求同上
脐带血管导管	不应为预防感染定期更换导管	

(3)医务人员接触置管穿刺点或更换敷料前,应按《医务人员手卫生规范》WS/T313的要求进行手卫生。

(4)保持导管连接端口的清洁,每次连接及注射药物前,应用合法有效的消毒剂规范消毒连接端口,干后方可连接或注射药物。如有血迹污染时及时更换。

(5)应每天观察导管穿刺点有无感染征象及全身感染征象。应按《医院感染监测规范》WS/T312的要求进行导管相关血液感染及流行趋势的目标性监测,可同时开展导管穿刺点局部感染的监测。

(6)静脉治疗护士宜参与导管相关血流感染预防控制项目。

(7)紧急情况下置管难以保证无菌操作时,应在48小时内尽早拔管,病情需要时先更换穿刺部位而重新置管。

(8)告知置管患者在沐浴或擦身时,注意保护导管,不要把导管淋湿或置于水中。

(9)在输血、输入血制品、脂肪乳剂后的24小时内或者停止输液后,应当及时更换输液管路。外周及中心静脉置管后，应当用生理盐水或肝素盐水进行常规冲管，预防导管内血栓形成。

(10)严格保证输注液体无菌。

(11)怀疑患者发生导管相关血流感染，或者患者出现静脉炎、导管故障时，宜由医师决定是否拔管。拔管时可做导管尖端培养、导管血培养及血培养。

(12)医务人员应每天评估保留导管的必要性，不需要时应尽快拔除导管。

(13)不宜常规更换导管，也不应为预防感染而定期更换中心静脉导管和动脉导管。

五、针对各类相关血流感染的预防措施

(一)中心静脉导管、PICC、血液透析导管及肺动脉导管

(1)不应常规更换中心静脉导管、PICC、血液透析导管或肺动脉导管以预防导管相关血流感染。

(2)非隧道式导管无明显感染证据时，可通过导丝引导更换。

(3)非隧道式导管可疑感染时不应通过导丝更换导管。

(4)中心静脉导管或 PICC 患者出现发热，应根据临床综合评估结果决定是否拔管。

(二)外周动脉导管及压力监测装置

(1)成人宜选择桡动脉、肱动脉、足背动脉。儿童宜选择桡动脉、足背部动脉及胫骨后动脉。

(2)压力传感器使用时间应遵循产品说明书或超过 96 小时应更换。

(3)重复使用的压力传感器应根据生产厂家的使用说明进行清洗和灭菌。

(4)宜使用入口处为隔膜的压力监测装置，在使用前应用消毒剂擦拭消毒隔膜。

(5)应保持使用中压力监测系统包括校准装置和冲洗装置无菌。

(6)应减少对压力监测系统的操作。

(7)不宜通过压力监测管路给予含葡萄糖溶液或肠外营养液。

(8)宜使用密闭式的连续冲洗系统。

(三)脐血管导管

(1)脐动脉导管放置时间不宜超过 5 天，脐静脉导管放置时间不宜超过 14 天。

(2)插管之前，应清洁脐部。

(3)不宜在脐血管导管局部使用抗菌软膏或乳剂。

(4)在发生导管相关血流感染、血管关闭不全、血栓时,应拔除脐动脉导管,不应更换导管;只有在导管发生故障时才更换脐静脉导管。

(5)应使用低剂量肝素(0.25～1 U/mL)注入脐动脉导管封管以维持其通畅。

(四)完全植入式导管

(1)完全植入式导管使用的无损伤针头应至少每 7 天更换 1 次。

(2)植入式血管通路在治疗间隙期应至少每 4 周维护 1 次。

(3)多次发生血管导管相关血流感染者,可预防性用抗菌药物溶液封管。

(五)血液透析导管

(1)宜采用颈静脉置管。

(2)维持性血液透析患者宜采用动静脉内瘘。

第七章 社区管理

第一节 社区儿童及青少年的健康管理

一、社区儿童及青少年保健

(一)社区儿童及青少年保健的基本概念和意义

1.基本概念

(1)儿童保健:研究各年龄期小儿的生长发育、营养保障、疾病防治和健康管理的综合学科,是一项根据儿童生长发育特点开展的以儿童为对象的健康保健工作。

(2)新生儿期:指自胎儿从母体娩出脐带结扎至28天之前的一段时期。该段时间保健任务为新生儿健康检查、日常生活指导和育儿知识的传授等。

(3)婴幼儿期:指出生后28天到3岁期间。其中婴儿期是指1~12个月。婴幼儿期的主要保健任务为喂养与婴幼儿营养,促进感知觉、语言和动作的发展,做好预防接种工作,养成良好生活习惯以及预防意外伤害的发生等。

(4)学龄前期:指3~6岁的幼儿期。此期的保健任务为平衡膳食、促进儿童思维的发展、指导入幼托机构的准备以及协助幼托机构进行儿童保健。

(5)学龄期:指6~12岁的小学生时期,也称童年期。此期的主要保健任务为协助学校做好儿童的保健工作,包括形成良好生活习惯、预防疾病及意外伤害、防止家庭内及学校虐待和性早熟儿童的健康管理。

(6)青少年期又称青春期:指12~18岁由儿童发育到成人的过渡期,是生长发育的突增期,其生理、心理上发生巨大变化。此期的主要保健任务是协助学校进行体格检查、健康指导等。

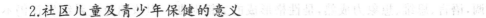

2.社区儿童及青少年保健的意义

(1)促进儿童生长发育:利用新生儿家庭访视、定期健康体检、生长发育评估、预防接种等服务的机会,引导儿童及家长提高自我保健的意识及能力,对生长发育障碍的儿童,指导与督促家长进行矫正及治疗。

(2)促进早期教育,增强体质:指导父母科学育儿,辅导父母正确喂养儿童,保持各种营养素均衡摄入,增强儿童身体素质。

(3)降低儿童常见病、多发病的患病率和死亡率:在推广计划免疫落实的同时,推广科学育儿知识并进行安全教育,降低新生儿、婴幼儿死亡率。

(4)依法保障儿童及青少年合法权益:依据国家颁布的保护儿童相关法律法规,早期发现并有效制止社区内儿童被虐待、使用童工等侵害儿童权利事件,合理利用社区卫生资源,依法保障社区儿童、青少年生存和发展等权利。

(5)开展社区儿童及青少年保健是实现人人享有卫生保健的有效策略,是动员全社会参与的重要手段。

(二)儿童生长发育与行为特点

1.新生儿期

新生儿体重生长为胎儿宫内体重生长曲线的延续。离开母体开始独立生活,有反射性匍匐动作、踏步反射、立足反射,听觉灵敏,对光反射敏感,喜欢看人脸,对不同味觉产生不同反应,如喂酸味果汁出现皱眉等。该期的关键是父母与新生儿之间亲子关系的建立。

2.婴幼儿期

生长速度快,是第一个生长高峰期。由于生长活跃,代谢率高,对热量、蛋白质的需求多,但婴儿期的消化器官功能发育尚不完善,消化吸收能力弱,如喂养不当易发生消化吸收紊乱。另外由母体得来的被动免疫逐渐消失,后天获得性免疫尚未完全建立。小儿容易罹患传染性疾病,如麻疹、上呼吸道感染、肺炎等。

3.幼儿期

生长发育速度减慢,随年龄增长,活动量加大,热能消耗增多,身材变瘦。脑功能发育越来越完善,观察、注意、记忆、思维、想象等各方面能力迅速发展,能主动观察、认知,出现第一个违拗期。由于活动范围的扩大,接触感染与危险事物的机会增加,而自我保护意识与能力尚不足,容易患传染病及发生意外伤害。

4.学龄前期

体重增长减慢,身高增长增快。活动能力加强,智力发育迅速,求知欲及可塑性强,易发生意外事故。乳牙开始脱落,恒牙萌出,脑发育接近成人,动作协

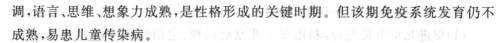

调，语言、思维、想象力成熟，是性格形成的关键时期。但该期免疫系统发育仍不成熟，易患儿童传染病。

5.学龄期

体格生长稳定增长，身高增长速度趋于平稳，多种生理功能已基本成熟，除生殖系统外，其他器官的发育基本接近成人水平，淋巴系统发育处于高潮。大脑的形态发育基本完成，社会心理进一步发育，认知能力加强，综合、理解、分析能力逐步完善，求知欲强。

6.青春期

出现第二次生长高峰，全身器官发育迅速，生殖系统发育日趋成熟，第二性征出现，内脏功能日趋健全。自我意识逐渐产生，认知社会能力尚不完善，易产生青春期复杂的心理行为问题。

(三)社区儿童及青少年保健工作的内容

社区儿童及青少年保健工作是社区卫生服务人员根据儿童、青少年时期不同的生长发育特点，满足其健康需求为目的，解决社区儿童及青少年健康问题所提供的保健服务。

1.促进儿童及青少年的生长发育

通过对社区儿童及青少年的生长发育与健康状况进行评估，及时发现其生长发育问题，指导家长及保育机构正确喂养，保证营养均衡摄入。指导家长亲子关系建立的方法与技巧。

2.预防保健及健康教育

通过宣传栏、讲座、宣传册等方式宣传母乳喂养、疾病防治等知识，按期进行预防接种，对托幼机构及学校进行健康指导。

3.常见健康问题的管理

进行常见病、多发病和传染病的防治工作。

4.建立社区儿童健康档案

为社区内每一位儿童建立健康档案，及时记录儿童的健康状况。

二、社区学龄前儿童保健指导

(一)新生儿期保健指导

1.日常保健指导

(1)保暖：居室应阳光充足，空气清新，室温宜保持在22～24 ℃，相对湿度维持在55%～65%，根据气温变化随时调节环境温度。

(2)清洁:保持皮肤清洁,每天沐浴。沐浴时间选择在喂奶后1小时内,室温维持在26～28 ℃。沐浴顺序:面、头、颈、上肢、躯干、下肢、腹股沟、臀和外生殖器。

(3)抚触:抚触宜选择安静的环境,室温维持在25 ℃左右,时间宜为沐浴后。方法为:①轻柔地按摩婴儿头部,并用拇指在孩子上唇和下唇分别画出一个笑容,让孩子能够充分感受到快乐。②双手放在婴儿两侧肋缘,右手向上滑向婴儿右肩,再逐渐回到原处。左手以同样方式进行。③按照顺时针方向按摩婴儿脐部,但应该注意在脐痂未脱落前不要按摩该区域。④双手平放在婴儿背部,从颈部向下开始按摩,然后用指尖轻轻按摩脊柱两边的肌肉,再次从颈部向底部迂回运动。⑤将婴儿双手下垂,用一只手捏住其胳膊,从上臂手腕部轻轻挤捏,然后用手指按摩手指。并用相同手法按摩另外一只手。⑥按摩婴儿的大腿、膝部、小腿,从大腿至脚踝部轻轻挤捏,然后按摩脚踝及足部;在确保脚踝不受伤的前提下,用拇指从脚后跟按摩至脚趾。

抚触时的注意事项:注意保暖;如新生儿饥饿、烦躁时不宜抚触;每次抚触时间以15分钟为宜,每天3次;天冷时抚触前将双手搓热。

(4)预防疾病和意外伤害:新生儿免疫功能不健全,抵抗力低,应尽量避免接触患有皮肤病、消化道、呼吸道感染或其他传染病者。接触新生儿前要洗手、洗脸及漱口。窒息是新生儿最常见的意外事故,注意哺乳时避免乳房堵塞新生儿口、鼻,切忌边睡边哺乳,使用的被子不宜盖住头,冬季外出时不宜包裹太紧、太严。如发现意外窒息,立即找到引起窒息的原因,保持呼吸道通畅,如呼吸心跳停止,立即进行心肺复苏,快速送医院救治。

2.家庭访视

社区医务人员在新生儿出院后1周内进行产后访视。了解新生儿一般健康及预防接种情况、喂养指导、开展新生儿疾病筛查等。

3.喂养指导

(1)提倡母乳喂养:对于新生儿来说,母乳是最好的食物,母乳喂养也是最科学的喂养方法。世界卫生组织提倡新生儿保持4～6个月纯母乳喂养。正常分娩的新生儿,出生后半小时内可开始吸吮母亲乳头。纯母乳喂养时,母亲应注意补充维生素K,避免新生儿发生维生素K缺乏性出血性疾病。出生后2周左右开始补充维生素A、维生素D,早产儿出生后1周补充,足月儿出生后半个月开始补充。

(2)人工喂养:指母亲因各种原因不能喂哺婴儿时,用动物乳如牛乳、羊乳或其他代乳品喂养婴儿。目前常用的人工喂养方法有牛乳喂养、配方乳喂养和羊乳喂养。

(3)混合喂养:因母亲乳汁分泌不足需添加牛乳、羊乳,或其他代乳品喂养新生儿时称混合喂养。有补授法和代授法两种添加方法。

4.早期教育指导

鼓励家长拥抱和抚摸婴儿,对婴儿说话或唱歌等方式促进婴儿神经心理发育,增进母子间情感交流,促进婴儿智力发育和个性培养。

5.预防接种

新生儿期应接种卡介苗和第一剂乙肝疫苗。

6.指导家长识别异常症状

(1)发热:指导家长正确使用肛表,如出现体温过高时,首先排除是否衣服穿得过厚,是否环境温度过高。确定发热时,应及时就诊并在医师指导下用药。

(2)黄疸:生理性黄疸在出生后2～3天出现,10～14天后逐渐消失。病理性黄疸持续时间长,颜色深、范围大,应及时就诊治疗。

(二)婴幼儿期保健指导

1.营养与喂养

此期生长发育迅速,对营养需求高,其膳食以高能量、高蛋白的乳类为主,并注意维生素D的补充。

(1)合理喂养:营养供给仍以奶及奶制品为主,鼓励母乳喂养,指导合理添加辅食和断奶。

(2)辅食添加:辅食添加按由少到多、由稀到稠、由细到粗、由一种到多种原则添加,不能以成人食物代替辅食。

(3)断奶:随着辅食的添加,训练婴幼儿使用杯子喝水、汤勺进食,为断奶做好准备。

(4)断奶后的饮食指导:断奶是指停止母乳喂养,但主要食物仍是乳类(牛奶或配方奶),断奶后安排好辅食,烹饪宜碎、细、软、烂,注意膳食平衡。

2.日常生活指导

(1)卫生和睡眠:每天给婴儿洗澡,鼓励独立睡眠,睡眠时嘴里不含东西。

(2)衣着和活动:衣着应简单、宽松,便于活动,多行户外活动,多晒太阳等,增强体质,提高对外界环境的适应能力和防病能力。

(3)排便习惯训练:通常大便训练应在1岁以后,小便训练应在1.5～2岁,大、小便训练应避免在冬天进行。

3.早期教育

以感知、语言、动作训练为主，促进感知觉的发展，训练婴幼儿由近及远认识生活环境，培养他们的观察能力。在玩耍中鼓励主动与他人接触，培养良好的情绪和行为。耐心限制其危险行为，注意培养集体观念、道德观念，提高环境适应能力。

4.动作训练

从添加辅食时训练婴幼儿用勺进食，指导家长按婴幼儿年龄生长发育特点并结合其实际能力训练抓物、抓握动作、坐、爬、走等训练。

5.意外预防

意外事故包括吸入异物、窒息、中毒、烧伤、烫伤等。指导家长把婴儿放在安全的地方，防止跌倒或坠床、烧伤和烫伤，妥善放置药品或有毒物品，防止包裹过严、溺水等造成窒息。

6.预防接种

督促家长按计划免疫完成基础计划免疫。根据国家计划免疫程序对适龄儿童进行常规接种。

(1)预防接种管理：首先确定接种对象，以预约、通知单、电话、网络、短信等形式通知婴幼儿监护人，告知疫苗接种的种类、时间、地点，携带预防接种卡或证、婴幼儿到接种地接种。接种前仔细核对预防接种卡或证、接种对象姓名、性别、出生时间、接种记录，确定本次需接种的疫苗类型，告知监护人疫苗接种的名称、作用、禁忌证、注意事项、可能出现的不良反应，如实记录告知及询问既往疫苗接种情况并签署书面告知书。接种完成后及时记录疫苗接种时间、疫苗名称与批号，接种儿童需观察15～30分钟，如无不适方可离开。

(2)预防接种的禁忌证。①一般禁忌证：患自身免疫性疾病和免疫缺陷者；有急性传染病接触史而未过检疫期者暂不接种；活动性肺结核、较严重的心脏病、风湿病、高血压、肝肾疾病、慢性病急性发作者、有哮喘及过敏史者、严重化脓性皮肤病者或发热者不宜接种。②特殊禁忌证：结核菌素试验阳性、中耳炎者禁忌接种卡介苗；对酵母过敏或疫苗中任何成分过敏者不宜接种乙型肝炎疫苗；接受免疫抑制剂治疗期间、腹泻、妊娠期禁忌服用脊髓灰质炎疫苗糖丸；因百日咳菌苗偶可产生神经系统严重并发症，故本人及家庭成员患癫痫、神经系统疾病和有抽搐史者禁用百日咳菌苗；对鸡蛋过敏者禁接种麻疹疫苗。

(三)学龄前儿童保健指导

此期大多数儿童进入学龄前教育，其独立意识增强，与外界接触多、活动范

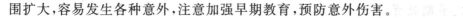

围扩大，容易发生各种意外，注意加强早期教育，预防意外伤害。

1.平衡膳食

膳食结构接近成人，与成人一起就餐，另加一餐点心。指导家长掌握促进食欲的技巧，膳食搭配力求多样化、粗细交替，满足儿童生长发育需要。

2.促进思维发育

培养幼儿感知、计划、综合判断能力和集体主义精神，促进幼儿的思维发育。

3.保护视力

矫正幼儿不良的看书习惯，注意用眼卫生，讲清近视的危害。定期带幼儿到医院检查视力，以早期发现视力障碍并及时矫治。

4.入园准备

让孩子养成每天准时上学，放学及时做作业的习惯，对老师、同学有礼貌，自己收拾学习用具。

5.安全教育

该期儿童好动又缺少生活经验，易发生意外事故，应加强安全教育，如遵守交通规则、使用电器安全、不在河边玩耍等，预防意外发生。

6.社区健康管理

为4～6岁儿童每年提供一次健康管理服务，按免疫程序按时进行各种预防接种和加强免疫。

(四)托幼机构卫生保健管理

1.协助制定幼托机构卫生保健制度并监督其执行情况

按照《托儿所幼儿园卫生保健管理办法》落实膳食营养指导，体格锻炼、健康检查及卫生消毒、疾病预防与传染病控制等工作。

2.协助完成儿童健康检查

协助完成儿童健康检查包括：①指导准备入园的儿童到指定医疗机构按要求进行全面体格检查，如儿童患有传染性疾病或近期与传染病患者有接触史应暂缓入园；②离园再入园的儿童体检：凡离园3个月以上要求再入园者应重新按要求体检；③转园儿童体检：如果是在园健康儿童不需要重新体检，只需持“儿童转园健康证明”就可以直接转园。

3.儿童膳食管理

儿童膳食管理由专人负责，接受社区卫生人员监督；食谱按儿童生长发育需求制定并定期更换；保证各种营养素均衡摄入，儿童膳食应严格与职工膳食分开。

4.做好幼儿机构教师及家长的健康教育

教会儿童及托幼机构教职员工预防意外伤害的知识，加强消毒隔离工作落实，预防传染性疾病。

三、学龄期儿童和青少年保健指导

(一)学龄期儿童保健指导

学龄期儿童认知和心理发展非常迅速，是德、智、体全面发展的重要时期。

1.培养良好的生活习惯

养成良好饮食习惯，纠正偏食、吃零食、暴饮暴食等坏习惯，合理安排学习、睡眠、游戏及运动时间，注意培养良好的卫生习惯与用眼卫生。

2.培养正确的坐、立、走姿势

指导家长及早注意孩子坐、立、行走姿势，发现孩子姿态不端正时，及时向孩子讲清楚道理，给予纠正。

3.预防疾病和意外伤害

学龄期儿童的好发疾病有免疫性疾病如风湿热等，应注意预防。此外，车祸、运动中的意外创伤、溺水、自杀等是学龄期儿童常见的意外事件，要加强安全教育及防范措施。

4.防止学校或家庭虐待

指导家长和老师树立正确的教育观念，多与孩子交流，激发儿童的学习兴趣，及早发现问题家庭，防止发生严重后果。

5.正确对待性早熟

指导家长、老师一起关心儿童的心理成长，正确对待性早熟。

(二)青少年保健指导

青少年时期的个体认知、心理社会和行为发展日趋成熟，但由于神经内分泌尚不稳定，也会出现一些特殊健康问题。

1.青少年期常见的健康问题

(1)性健康问题：出现性早熟或性发育迟缓。

(2)遗精：进入青春发育期后每个月遗精 2～3 次属于正常。

(3)手淫：为满足生理需要，易发生手淫，以男性多见。

(4)痤疮：青少年常见的皮肤病。易发生在皮脂腺发达的面部、上胸和背部，可持续数年。

(5)意外伤害：青少年是意外伤害的高发人群，以自杀、暴力、交通事故等多见。

2.青少年保健指导

(1)合理营养指导:营养供给须满足青少年的生长发育,每天摄入足量蛋白质、脂肪、维生素、糖、铁、钙等营养物质,食物多样化,注意主副食、荤素及粗细的均衡搭配。

(2)保持心理平衡:教育其有理想和抱负,目标设立在自己能够实现的范围内。家长注意与孩子的沟通方式,尊重孩子,帮助他们顺利渡过这段特殊时期。

(3)健康行为指导:指导家长配合学校的性生理、性心理、性道德、性疾病等教育,解除他们的困惑,正确认识性发育对自身生理、心理的影响,培养自尊、自爱、自强、自信的良好品质。

(4)自信心和责任感的培养:家长给予足够信任和尊重,加强法律知识教育,学会负责任、懂法律、珍惜自己生命。培养其助人为乐、积极向上的品德。

(5)培养良好的心理品质:培养广泛的兴趣爱好,提高主动能力和适应能力,热爱生活和社会。

(6)定期体格检查:通过定期检查,及时发现青少年期常见的健康问题,积极进行治疗。

(三)学校卫生保健工作内容

1.一般健康教育

对青少年进行个人卫生、眼部保健、营养供给、预防疾病、青春期卫生和心理健康、防范意外伤害等方面知识教育。

2.性教育与指导

应根据青少年身心发展特性,进行有针对性地进行性知识教育。

3.提供卫生服务

监测并了解青少年健康状况和生长发育水平,提供计划免疫、常见病处理等服务。

4.创造良好环境卫生

保护和改善学校物理环境、社会环境和文化环境,为学生提供安全、舒适、愉快的学习环境。

5.心理咨询

帮助学生解除在学习、生活、人际关系中所面临的压力与困惑,提高学生的应对能力,保持心理平衡。

6.营养供给

根据青少年生长发育特点，制订符合青少年生长需要的食谱，注意饮食卫生。

第二节　社区妇女的健康管理

一、社区妇女保健

(一)概述

1.社区妇女保健的概念

社区妇女保健是以维护和促进妇女健康为目的，以预防为主，以保健为中心，以基层为重点，以社区妇女为对象，防治结合，开展以生殖健康为核心的保健工作。社区妇女保健工作实施预防为主的措施，做到以人为中心、以服务对象的需求为评价标准，强调妇女健康的社会参与、政府责任、三级妇幼保健网的建立健全。

2.社区妇女保健工作的意义

目前，我国社区妇女保健工作主要包括三级妇幼保健网的建立健全，大力开展以社区妇女生殖健康为核心的保健工作，针对女性的生理、心理、社会特点及健康、行为等方面的问题，有组织地定期对不同时期的妇女(围婚期、孕期、产褥期、哺乳期、围绝经期)开展妇科常见病、多发病的普查及普治工作，降低妇女的患病率、伤残率、孕产妇及围生儿的死亡率等，减少妇女一生中不同时期某些疾病的发生，性传播疾病的传播，达到促进妇女身心健康的目的，从而提高妇女的健康水平。

(二)社区妇女保健工作内容

妇女保健工作内容包括：妇女各期保健指导、计划生育技术指导、常见妇科疾病及恶性肿瘤的普查普治以及妇女劳动和社会保障等。

1.妇女各期保健指导

(1)青春期保健：青春期是指性器官发育成熟，出现第二性征的年龄阶段。这一时期生长发育迅速，医务人员除应给予合理营养知识指导，培养少女健康饮食行为及良好卫生习惯外，还应联合相关专业人员对青春期少女进行性知识、性伦理、性道德等方面的教育和指导，加强对心理行为问题的预防和疏导，培养少女自尊、自爱、自信的优良品质。同时通过定期体格检查，早期发现各种疾病。

(2)性成熟期保健：此期保健的主要目的是维护正常的生殖功能。给予计划生育指导、疾病普查与卫生宣教，避免妇女在性成熟期内因孕育或节育引发各种疾病，以便早期治疗，确保妇女身心健康。

(3)围婚期保健：围婚期是指从确定婚配对象到婚后受孕前的这一段时期。围婚期保健主要是围绕结婚前后，为保障婚配双方及其后代健康所进行的一系列保健服务措施。主要内容有婚前医学检查、围婚期健康教育及婚前卫生咨询3个部分。做好围婚期保健工作，是家庭幸福和提高人口素质的基础。

(4)围生期保健：围生期是指妊娠满28周到产后1周这一时期。围生期保健主要包括对孕产妇、胎儿、新生儿进行一系列保健工作，如孕产妇并发症的防治，胎儿的生长发育、健康状况的预测和监护以及制定防治措施、指导优生等工作。

(5)围绝经期保健：围绝经期指绝经前后一段时期，卵巢功能衰退而停止排卵，月经开始不规则，进而停经，通常发生于45～55岁。医务人员应指导围绝经期妇女维持规律生活，采取均衡饮食及适量运动，定期接受健康检查并多参加社交活动。

(6)老年期保健：世界卫生组织规定，发展中国家60岁以上者为老年人，发达国家65岁以上者为老年人。医务人员应指导老年期妇女合理膳食，保持规律生活，定期体检(特别是妇科检查)，维持心理平衡；积极参加社会活动，发挥自己的才能与兴趣，多与家人沟通，保持家庭和谐，从而提高老年期妇女的生活质量。

2.计划生育技术指导

社区要积极开展避孕节育咨询与指导，做好避孕节育的知情选择。指导育龄人群实施有效的避孕措施。为辖区内育龄妇女提供避孕、节育技术服务，开展避孕节育知识宣传普及。做好性生活指导，提高夫妻生活质量。

3.妇科疾病与恶性肿瘤的普查普治

加大社区健康宣传力度，建立健全妇女保健网络。对于育龄妇女及高危人群定期进行普查工作，宣传定期体检的重要性，使疾病早发现，早治疗，提高妇女的生命质量。

4.妇女的劳动和社会保障权益

妇女的劳动就业权益受法律保护，妇女享有劳动安全和健康权。所有用人单位都应当根据妇女的生理特点，按照相关法律法规保护妇女在工作和劳动时的安全和健康。妇女在经期、孕期、产期和哺乳期受特殊保护。妇女在生育方面享有社会保障权。社区应做好妇女的劳动保护和社会权益保障工作。

二、围婚期妇女健康保健

围婚期保健内容包括配偶的选择、婚前检查、最佳生育年龄、受孕时机的选择、计划生育及家庭成员情况。

(一)配偶的选择

婚姻不仅是两性的结合，而且要孕育下一代，优生始于择偶，因此择偶时不仅要有感情和性爱的基础，而且要有科学的态度。选择配偶应考虑的因素：遗传因素、健康因素、适宜的年龄。近亲不相恋，我国《婚姻法》第六条明确规定：直系亲属和三代以内的旁系血亲(三代以内有共同祖先)禁止结婚。

(二)婚前检查

婚前检查有利于了解夫妻双方以及下一代的健康状况和发育情况，及早发现疾病，有利于优生，提高民族素质。婚前检查的内容包括以下几方面。

1.询问病史

询问双方的健康史和家族史，是否近亲婚配、有无遗传病史和精神病史，如色盲、血友病等，女方的月经史，男方的遗精史等。

2.全身体格检查

测量血压、体重、身高，检查女性的第二性征。

3.生殖器官检查

了解生殖器官发育是否良好，重点在于发现影响婚育的生殖器疾病。

4.实验室检查

实验室检查包括血尿常规、肝功能、阴道分泌物涂片检查等。

(三)婚前生育指导

1.最佳生育年龄

我国《婚姻法》规定的结婚年龄是男性 22 周岁，女性 20 周岁。在我国，妇产科专家认为，女性的最佳生育年龄为 25～29 岁；男性的最佳生育年龄为 25～35 岁。研究表明：在这个年龄阶段内的女性，全身器官发育成熟，卵子质量高，选择在这个时期怀孕生育危险性最低。

2.最适宜受孕时机

生育时机的选择应包括生理条件、心理条件及经济条件等的成熟，选择良好的生育时机，为下一代的身体健康，智力培养做相应的科学准备。受孕应在双方生理、心理都处于最佳状态的时期，长期口服避孕药的妇女应在停用两个月后再受孕。受孕前3个月，男女双方最好戒烟酒，保持营养状态良好。注意怀孕前工作与生活环境，避免接触对胎儿有害的物质，如放射线、化学物质、致畸或致突变物质等。从营养供给角度看，受孕的最佳季节，应是夏末秋初的7～9月份，此时蔬菜、瓜果收获，有利于孕妇摄取足够的营养物质。第二年的4～6月份分娩，此时正值春末夏初，气候温和，有利于产妇身体恢复和下一代的健康发育。

3.计划生育咨询与指导

计划生育是指有计划生育子女的措施，是控制人口数量，提高人口素质，使人口增长与经济、资源和社会发展相适应的有效措施。基本原则是：晚婚、晚育，少生、优生，从而有计划地控制人口。

医务人员应根据夫妇意愿，结合家庭经济、社会、宗教等背景，以及年龄、生育能力、生育要求和全身健康因素，指导妇女科学合理受孕。计划生育措施主要包括避孕、绝育及避孕失败的补救措施。

(1)避孕：就是用科学的方法来阻止和破坏正常受孕过程中的某些环节，使女方暂时不能受孕的方法。所采用的避孕方法很多，主要有工具避孕法、药物避孕法、安全期避孕法、紧急避孕法等。

工具避孕法：包括阴茎套、阴道隔膜、宫内节育器等措施。阴茎套是以非药物形式去阻止受孕的简单方式之一，为男性用避孕工具，使用方便，没有不良反应，使用前后注意检查有无破损。阴道隔膜是一种女用避孕工具，俗称子宫帽，性交前将阴道隔膜放在阴道内盖住子宫颈，阻止精子进入子宫腔，从而起到避孕作用。如患有子宫脱垂、膀胱或直肠膨出、重度宫颈糜烂等情况的妇女不宜使用。宫内节育器是一种简便、安全、经济、有效、可逆的节育方法。放置时间常规为月经干净后3～7天，人工流产时可在术后立即放置，自然流产在经后3～10天，正常分娩者在分娩后3个月，剖宫产妇女则应在产后半年放置。如果妇女有较严重的全身急慢性疾病，如发热、严重贫血、心脏疾病、肿瘤等，或生殖系统急慢性炎症、月经过多过频、子宫畸形等，均不宜放置宫内节育器。另外，放置前应了解月经情况，排除妊娠后方可放置。术后休息3天，至少2周内禁止盆浴及性交，术后1个月、3个月、6个月定期复查。

药物避孕法：通过药物抑制下丘脑促性腺激素释放激素，使垂体分泌促卵泡素和促黄体素减少，从而抑制排卵，改变宫颈黏液性状，不利于精子穿过，改变子宫内膜形态与功能，不适宜受精卵着床，以达到避孕目的。国内应用的避孕药为人工合成的甾体激素避孕药，其特点为安全、有效、经济、简便。用药前应先询问病史，如果妇女患有严重的心血管疾病、糖尿病、血液系统疾病、甲状腺功能亢进、子宫肿瘤、乳房肿块、恶性肿瘤等则不宜使用口服避孕药。哺乳期妇女为减少对乳汁分泌的影响，应在产后6～8个月服用。月经间隔期偏长或45岁以上的妇女不宜服药，以避免卵巢功能早衰。

安全期避孕法：利用月经周期推算法、基础体温测量法及宫颈黏液观察法等，掌握女性的排卵期，避开排卵期性交来避孕，使精子和卵子错过结合的机会。妇女的排卵往往会受情绪、生活环境、健康或性生活等影响而有改变，甚至有时会发生额外排卵，所以安全期避孕效果并不十分可靠，最好与外用避孕药或安全套配合使用。

紧急避孕法：指在无保护性生活或避孕失败后的3天内，妇女为防止非意愿妊娠而采取的避孕方法，是一种临时补救措施。其方法有宫内节育器和服用紧急避孕药。

(2)绝育：通过手术或药物，达到永久不育的目的。

(3)避孕失败补救：早期妊娠可采用药物流产和手术流产，中期妊娠可采用引产术。

三、孕期妇女健康保健

妊娠是指胎儿在母体内发育成长的过程，从卵子受精开始至胎儿自母体娩出为止，共40周。医务人员通过对妊娠期不同阶段妇女进行相应健康指导，建立围生期保健手册，减少妊娠期各种并发症的发生，提高孕产妇疾病预防质量，保障孕期母子健康和优生优育。

(一)孕期妇女的生理、心理变化

1.生理变化

(1)生殖系统：①子宫体明显增大变软，妊娠12周时超出盆腔，妊娠晚期子宫多呈不同程度的右旋。妊娠12～14周起，子宫出现不规则的无痛性收缩；②卵巢略有增大，停止排卵；③阴道分泌物增多，pH降低，对防止细菌感染有重要作用；④外阴皮肤增厚，大阴唇内血管增多及结缔组织变松软，故伸展性增加。

(2)乳房：乳头及乳晕变大，颜色加深，妊娠末期尤其接近分娩期时挤压乳房，可有少量淡黄色稀薄液体溢出，称为初乳。

(3)呼吸系统：妊娠期妇女呼吸方式为胸腹式呼吸，由于呼吸道黏膜充血水肿，孕妇常感到呼吸困难。

(4)循环及血液系统:妊娠期心脏向左、上、前移位。妊娠晚期心率每分钟增加10～15次,血容量增加35%,易出现妊娠期生理性贫血。

(5)消化系统:约半数孕妇在早期有恶心、呕吐、食欲减退等消化道症状,在妊娠3个月前后症状消失。妊娠期因胃肠蠕动减慢,易引起上腹饱胀和便秘。

(6)泌尿系统:妊娠期因子宫增大压迫膀胱,会有尿频现象。

2.心理变化

妊娠期妇女常见的心理反应有惊讶和震惊、矛盾心理、接受、情绪不稳和内省。美国心理学家鲁宾提出妊娠期孕妇为迎接新生命的诞生,维持个人及家庭的功能完整,必须完成4项孕期母性心理发展任务:①确保自己及胎儿能安全顺利地渡过妊娠期、分娩期;②促使家庭重要成员接受新生儿;③学习为孩子贡献自己;④情绪上与胎儿连成一体。医务人员应及时评价妊娠期妇女的心理变化,给予恰当的指导,帮助她们顺利渡过这一时期。

(二)孕产妇健康管理

1.建立围生期保健手册

在孕12周前为孕妇建立《孕产妇保健手册》,进行第一次产前访视。《孕产妇保健手册》由孕妇居住地的乡镇卫生院或社区卫生服务中心建立。建册时详细、准确地了解孕妇情况并登记,建册后将手册交孕妇保管,每次产前检查时给医师记录检查结果。

2.产前检查时间

产前检查应从确定怀孕那一刻起就开始进行。孕12周前至少进行1次检查,孕12～28周时每4周进行1次产检,孕28～36周时每2周进行1次产检,孕36周后每周进行1次产检,有高危因素者增加产前检查次数。

3.产前检查内容

(1)首次产前检查:详细询问既往史、家族史、个人史等,观察孕妇发育、营养及精神状况、步态与身高、乳房发育、心脏有无疾病、脊柱及下肢有无畸形,测量血压、体重、骨盆测量、腹部及阴道与肛门检查、血尿常规、血型、肝肾功能、心电图、B超,推算孕妇的预产期,根据检查结果做好高危妊娠筛查及评分,对高危险因素需要转诊到上级医疗机构者,在2周内随访转诊结果。

(2)复诊产前检查:复查胎位、检查胎儿大小与成熟度等。

4.产检健康教育

设立孕妇培训学校,通过讲课、看录像、座谈及科普宣传等方式,将孕期的保健知识、危险症状、临产前的一些现象以及各种育婴常识教给孕妇,对其进行保健指导，增强她们的自我照顾能力。

（三）高危妊娠筛查

1.妊娠高危因素

有下列危险因素的孕妇属于高危妊娠。

（1）妊娠年龄大于 35 岁的高龄孕妇。

（2）既往有流产、早产、死胎、死产、胎儿畸形等生育史。

（3）B 超见前置胎盘、胎盘早剥、羊水过多或过少，胎位不正，胎儿发育异常，母儿血型不合。

（4）妊娠高血压综合征。

（5）母亲骨盆狭小或畸形，既往有骨盆骨折病史。

（6）妊娠期合并心脏病、肾炎、糖尿病、急慢性肝炎、肺结核、重度贫血等。

（7）妊娠期服用有害物质或药物，接触放射线等因素。

（8）胎位异常，巨大儿、多胎妊娠。

（9）本人或配偶有遗传疾病者。

（10）家族中有遗传性疾病者。

2.高危妊娠筛查方法

对于有可能发生遗传性疾病的高危妊娠妇女，医务人员应鼓励其积极接受产前遗传诊断，服务内容包括以下几个方面。

（1）超声波诊断：超声波检查是利用高频率声波的反射作用，经电子信号而呈现在荧光屏上，以判断胎儿的生存性、胎数及胎儿是否畸形。这是目前于怀孕 20～22 周所做最简易、安全的产前诊断方法。

（2）羊膜腔穿刺术：羊膜腔穿刺术是指在超声波的定位及监视下，以 22 号穿刺针进入子宫腔内抽取羊水，然后对羊水中所含的生化物质及胎儿剥落细胞进行培养及分析，能诊断唐氏综合征及染色体异常的胎儿。适用于怀孕 16～18 周的孕妇，为目前针对高龄产妇积极推动的产前诊断方法。

（3）胎儿绒毛膜组织检查：胎儿绒毛膜组织检查是经由阴道或腹部从胎盘取出少许绒毛样本做检查，能早期诊断染色体或基因异常的胎儿。适用于怀孕 9～11 周孕妇，但这种方法较易发生感染、出血及流产，仅适用于必要时实施。

（4）母血筛检甲胎蛋白：母血筛检甲胎蛋白是抽取母亲血液做筛检，以早期了解胎儿是否为神经管缺损或染色体异常的高危人群，适合怀孕 16～20 周孕妇。

（5）胎儿脐带采血：胎儿脐带采血是在超声波的引导下，以穿刺针插入脐带抽取胎儿血液，检查是否有血友病或海洋性贫血等疾病。适用于怀孕 20 周以后的孕妇。

(四)孕期保健指导

1.日常生活保健

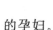

(1)饮食:为保证孕期营养供给,每天供给足够的热能、蛋白质、脂肪、维生素和微量元素,满足孕妇和胎儿营养需求。食物多样化,多食蔬菜、水果,禁止吸烟、饮酒及摄入刺激性饮料。

(2)个人衣着与卫生:衣着以宽松、舒适、透气性好为宜,不穿高跟鞋。养成良好卫生习惯,勤洗澡,以淋浴为宜。

(3)休息与活动:合理安排生活与工作,避免重体力工作、加班及从事有毒有害工种,保证充足睡眠,夜间睡眠时间不少于8小时,午睡1～2小时。睡眠宜采取左侧卧位,利于增加回心血量,减轻下肢水肿。

(4)口腔保健:保持良好口腔卫生,饭后、睡前漱口、刷牙,防止细菌滋生,如患龋齿及牙病,应及时就诊。

(5)乳房保健:良好的乳房保健可以为产后成功母乳喂养做好准备。从妊娠7个月开始,指导孕妇每天用温水擦洗乳房、乳头,增加乳头上皮摩擦耐受力,以免哺乳时乳头发生皲裂,但避免使用肥皂等洗涤用品。根据乳房的大小佩戴合适的全棉乳罩以免乳房下垂。

(6)孕期性生活指导:孕期不应绝对禁止性生活,但妊娠12周以前和28周以后应避免性生活。

2.心理卫生指导

医务人员根据早、中、晚不同孕期孕妇的心理需要,给予适当的支持与帮助,使其保持良好的心情。

(1)怀孕早期(孕12周末以前):此期常有矛盾心理,因早孕反应引起身体不适而感到焦虑。医务人员指导丈夫体贴爱护妻子,给妻子、胎儿创造一个和睦、温馨、完美的家庭气氛,让妻子尽快适应怀孕。

(2)怀孕中期(孕13周至27周末):接受怀孕事实,对胎儿充满幻想与期望。医务人员应多给孕妇介绍怀孕、分娩的有关知识及胎儿有关的信息,解释其疑惑的问题,指导孕妇进行胎教。

(3)怀孕晚期:孕妇会感到自己很脆弱且易受到伤害,随着预产期的临近,孕妇出现期待而又恐惧的心理。医务人员鼓励孕妇表达内心感受,给予科学指导与解释,必要时让孕妇了解产房及设备,以减少产妇对分娩的恐惧和忧虑,对配合医护人员的处理,顺利分娩是很重要的。

3.孕期用药指导

孕妇在整个妊娠期间应慎重服药。特别是妊娠初期前2个月,需在医师的指导下合理用药。不可随意滥用抗生素、抗肿瘤药、激素类和解热镇痛药物等。由药物引起的胎儿损害或畸形,一般发生在妊娠的头3个月,特别是前8周内最为突出。

4.妊娠期的营养指导

孕期营养供给的关键是指导孕妇均衡摄入各种食物,粗细搭配,荤素适当,克服偏食,多食蔬菜、水果,少吃辛辣食物,戒烟酒,出现妊娠水肿时,每天盐的摄入量<4 g。

(1)热量:怀孕期间每天增加0.42～1.26 mJ热量,蛋白质、脂肪、糖类在人体内氧化后均能产生热量,其中蛋白质占15%,脂肪占20%,糖类占65%。热量主要来源于谷物、薯类等。

(2)蛋白质:妊娠期需增加蛋白质的摄入,以供母体的生理调节及胎儿的生长发育,并为分娩时的消耗做准备。我国营养学会提出在妊娠4～6个月期间,孕妇每天增加蛋白质15 g,妊娠7～9个月期间,每天增加25 g。优质蛋白主要来源于牛肉、牛奶、鸡蛋、鸡肉、鱼等。

(3)脂肪:摄入适量脂肪以保证胎儿的正常发育及脂溶性维生素的吸收,对促进乳汁分泌也有帮助。孕妇每天摄入脂肪量不宜过多,每天60～70 g,其中可以提供7.5～15 g植物油。

(4)糖类:妊娠期间对于糖类的需求主要通过主食中的淀粉来获取,每天进食0.4～0.5 kg主食,即可满足需求。

(5)微量元素:妊娠期间对于微量元素的需求,除铁元素外几乎所有的微量元素均可在平时的食物中得到补充。①铁:我国营养学会建议孕妇每天膳食中的铁摄入量为28 g,如不足时可根据医嘱口服铁剂,同时伴服维生素C,以利于铁的吸收;②钙、磷:是构成骨骼的成分,妊娠全过程均应补钙,最佳食物来源有牛奶、小鱼干、黄豆制品、蛋黄、海带等;③锌:与生育和免疫功能有关,孕3个月后,每天从食物中补充20 mg,其主要存在于动物蛋白和谷物中;④碘:为甲状腺激素成分,缺乏易造成呆小症,在整个妊娠期,每天膳食中碘的供给量为175 μg,最佳食物来源为紫菜、海带、加碘食盐。

(6)维生素:妊娠期间维生素的摄入主要从食物中获取。①孕妇体内若缺乏维生素A,可发生夜盲、贫血、早产、胎儿畸形。每天膳食中维生素A供给量为1 000 μg,主要存在于动物性食物中,如牛奶,动物肝脏等。②B族维生素:尤其是叶酸摄入量应增加，特别是妊娠前3个月，如缺乏易发生胎儿神经管缺陷畸形。应保证每天膳食中叶酸供给量为0.8 mg。主要来源于谷类、豆类、绿叶蔬菜等食物中。妊娠前3个月最好口服叶酸。③维生素C是形成骨骼、牙齿、结缔组织的必需物质，每天膳食中维生素C的摄入量为80 mg，主要食物来源于柿椒、柑橘、柠檬、山楂、枣等。④维生素D若缺乏可影响胎儿骨骼发育，每天膳食中维生素D的摄入量为10 μg，鱼肝油中含量最多，其次为肝、蛋黄、鱼，多晒太阳也利于体内合成维生素D。⑤维生素E可以减少自然流产，每天需摄入10 mg，主要食物来源于麦芽、花生油、麻油、坚果、绿叶蔬菜、蛋类、奶类等。

5.孕期自我监护方法指导

做好孕期自我监护对保证胎儿和母体健康十分重要，医务人员指导孕妇和家属自己数胎动，听胎心率是在家中对胎儿情况进行监护的可行手段。①胎动的监护方法：从妊娠30周开始，每天早、中、晚各数1小时，将3个小时所数的总数乘以4，并做好记录，如果胎动每天在30次以上，说明胎儿情况良好，不足30次或继续减少，表明胎儿宫内缺氧，应及时就医。②听胎心音的方法：每天定时听胎心音并记录，胎心音正常为120～160次/分，如果胎心音每分钟超过160次或每分钟不足120次，均属异常，应及时就诊。③测量体重：指导孕妇每周测体重，一般孕妇体重增长每周不超过0.5 kg，整个妊娠期增加10～12.5 kg，体重的增加视个人孕前的体重而定。如果妊娠期体重不增加，说明胎儿生长缓慢，如孕妇体重每周增加超过0.5 kg，要注意有无妊娠水肿。

(五)妊娠期常见症状的管理

妊娠期出现不适是每个孕妇都会经历的，但因个体差异，这些不适症状会有所不同，而且在不同妊娠期所出现的症状也会有所不同。

1.恶心、呕吐

大部分孕妇约在妊娠6周出现早孕反应，12周左右消失。此期间应避免空腹或过饱，每天可少吃多餐，饮食宜清淡易消化，晨起时宜缓慢，避免突然改变体位。对于呕吐严重者，或12周以后仍继续呕吐，甚至影响孕妇及胎儿营养时，须住院治疗，纠正水、电解质紊乱。对于偏食者，在不影响饮食平衡的情况下可不予特殊处理。

2.尿频、尿急

妊娠早期属于正常现象，告知孕妇有尿意时应及时排空。

3.水肿

妊娠后期易发生下肢水肿，休息后可消退，这属于正常现象。若出现凹陷性水肿，经休息后水肿仍不消退，则应警惕合并其他疾病，查明原因并给予及时治疗。医务人员应指导孕妇睡眠时采取左侧卧位，下肢垫高15°，以促进下肢血液回流。

4.静脉曲张

已出现症状的孕妇应避免长时间站立或行走，避免经常抬高下肢，促进下肢血液回流；会阴部有静脉曲张者，可于臀下垫枕，抬高髋部休息。

5.便秘

了解孕妇的饮食，排便习惯，分析引起便秘的可能因素。指导孕妇养成良好的排便习惯，增加每天饮水量，多进食蔬菜、水果等含纤维多的食物，如韭菜、芹菜、香蕉等，并注意适当运动。未经医师许可，不得擅自使用大便软化剂或轻泻剂。

6.腰背痛

指导孕妇在日常生活工作中注意保持良好的姿势，避免过度疲劳；如需长时间弯腰，应适当调整姿势。疼痛严重者，必须卧床休息。

7.下肢肌肉痉挛

妊娠期间应注意补钙，禁止滥用含钙、磷的片剂。医务人员应告知孕妇预防及减轻症状的方法：①避免穿高跟鞋，以减少腿部肌肉的紧张度；②避免腿部疲劳、受凉；③发生下肢肌肉痉挛时，孕妇应背屈肢体或站立前倾以伸展痉挛的肌肉，或局部热敷按摩。

四、产褥期妇女健康保健

(一)产褥期妇女生理变化

1.生殖系统的变化

(1)子宫：产后子宫变化最大，胎盘娩出后的子宫逐渐恢复至非孕状态的过程，称为子宫复旧，约需6周时间。包括子宫体的复旧、子宫内膜的再生和子宫颈的复原。

(2)阴道及外阴：分娩后阴道壁肌肉松弛，肌张力低，黏膜较光滑，约产后3周黏膜皱开始出现，产褥期内阴道壁肌张力可逐渐恢复，但不能完全恢复至妊娠前水平。分娩时会阴因受压产生充血、水肿或不同程度的裂伤，可数天内消失或愈合。

(3)盆底组织：盆底肌肉及筋膜常因过度扩张而失去弹力，也可出现部分肌纤维断裂，严重时可导致产后阴道前后壁膨出或子宫脱垂。

2.内分泌系统的变化

分娩后雌激素、孕激素水平急剧下降。至产后1周时已降至未孕时水平。不哺乳产妇一般于产后6～10周恢复月经，哺乳产妇因催乳素的分泌可抑制排卵，月经复潮延迟，甚至在哺乳期间月经一直不来潮。产后较晚恢复月经者，首次月经来潮常有排卵，故哺乳妇女在月经恢复前也有受孕的可能。

3.乳房的变化

虽然主要变化是泌乳，但乳汁分泌在很大程度上取决于哺乳时的吸吮刺激。此外，产妇的营养、睡眠、健康情况和情绪状态都将影响乳汁的分泌。

4.腹壁的变化

腹壁皮肤受妊娠子宫膨胀的影响，弹力纤维断裂，腹直肌呈不同程度分离，产后明显松弛，张力低，须至产后6周或更长的时间方能恢复。妊娠期出现的下腹正中线色素沉着，于产褥期逐渐消退，原有的紫红色妊娠纹变为白色，成为永久性的白色妊娠纹。

5.血液循环系统的变化

妊娠期血容量增加，于分娩后4～6周可恢复至未孕状态。产后3天内，由于胎盘循环停止大量血液从子宫进入体循环，以及组织间液的回吸收，使回心血量增加，心脏负担再次加重。因此，有心脏病的产妇易发生心力衰竭。

6.泌尿系统的变化

妊娠期滞留在体内的大量水分，于分娩后的最初几天经由肾脏排出，故产后尿量明显增加。在临产期分娩过程中，膀胱过分受压，导致黏膜充血、水肿，肌张力降低，加之产后外阴伤口疼痛，不习惯卧床排尿等原因，容易发生尿潴留。膀胱充盈可影响子宫收缩而导致产后出血，因此要及时处理。孕期发生的肾盂输尿管生理性扩张，需4～6周恢复正常。

7.消化系统的变化

产后1～2天产妇常感口渴，喜进汤食，但食欲欠佳，以后逐渐好转。胃肠肌张力蠕动减弱，约需2周恢复正常。产后因卧床时间长，缺乏运动，腹直肌及盆底肌肉松弛，加之肠蠕动减弱，易发生便秘。

(二)产褥期妇女心理变化

妊娠和分娩是妇女一生中的重要时刻，产褥期妇女会经历一系列复杂的心理变化。分娩后产妇会出现一系列反应，表现为高涨的热情、希望、高兴、满足感、幸福感，也可能有失眠、失望、抑郁等情绪不稳定表现。产后抑郁症是在分娩后常见的一种普遍心理障碍，是介于产后抑郁性精神病和产后忧郁之间的一种

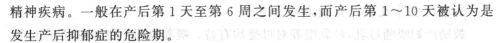

精神疾病。一般在产后第1天至第6周之间发生，而产后第1～10天被认为是发生产后抑郁症的危险期。

产褥期是产妇的心理转换时期。如果受到体内外环境的不良影响、刺激，也容易发生各种身心障碍。因此，医务人员应了解和掌握产褥期妇女的心理改变，做好产褥期妇女的心理辅导，使其情绪稳定，顺利地度过产褥期。

（三）产褥期妇女保健指导

产褥期是产妇身心恢复的重要时期，照护质量直接影响产妇的身心恢复。产褥期保健指导由医务人员提供，通过询问、观察、一般体检和妇科检查，必要时进行辅助检查，对产妇恢复情况进行评估。

1.日常生活指导

（1）清洁与舒适：产妇的休养环境以室温22～24 ℃为宜，光线适宜，通风适当，保持空气清新，防止受凉。指导产妇保持个人卫生，包括会阴部、身体清洁及维持正常排泄等。

（2）合理饮食与营养：医务人员应该协助产妇获取适当和均衡的饮食，进食富含营养、清淡、易消化的食物，保证足够的热量，以促进其身体的健康和身材的恢复。哺乳期妇女每天应增加500 kcal热量，选择鱼、肉、蛋、奶、豆类及含钙、铁丰富的食物。哺乳期妇女应避免食用咖啡与浓茶、含脂肪多的食物、过咸或烟熏制食品、刺激性调味品、酒类，以免影响婴儿行为及生长发育。

（3）休息与睡眠：医务人员应指导产妇适应与婴儿同步休息，每天至少保证8小时睡眠，保持生活规律。

2.产后活动与锻炼

产后运动有助于增强腹肌张力、恢复身材、促进子宫复旧、骨盆底收缩和复旧，促进血液循环、预防血栓性静脉炎等。医务人员根据产妇个体情况指导产妇在产后24小时内以卧床休息为主，顺产者在产后6～12小时内即可下床轻微活动；行会阴侧切或剖宫产的产妇，可适当推迟活动时间。运动方式及时间：腹式呼吸及阴道收缩运动在产后第1天；胸部运动产后第2天；颈部运动产后第4天；腿部运动产后第5天；膝胸卧式促进子宫收缩运动于产后第7天；仰卧臀部上举运动在产后第10天；仰卧起坐腹部运动在产后第15天进行。指导产后运动时注意运动量由小到大，强调循序渐进，视产妇耐受程度逐渐增加活动量，避免过度劳累，运动时若有出血及不适感立即停止并休息。剖宫产术后的妇女可先选择促进血液循环的方式，如深呼吸运动，其他项目待伤口愈合后再逐渐进行。

3.母乳喂养及乳房保健指导

鼓励产妇喂哺母乳，母乳喂养对母婴均有益。喂养过程中应注意以下事项。

(1)哺乳时间：原则是按需哺乳。产妇于产后半小时内开始哺乳，哺乳时间为半小时以上。若母亲患有结核病、肾脏病、心脏病、艾滋病及严重贫血时则不可母乳喂养。尽早哺乳，以维持乳腺通畅，减轻乳房胀痛。

(2)指导产妇进行正确的乳房保健及新生儿喂养：乳房应保持清洁干燥。每次哺乳前应洗手，并将乳房、乳头用温开水清洗。哺乳时，母亲和新生儿均应选择最舒适的位置，一手拇指放在乳房上方，其余四指放在乳房下方，将乳头和乳晕大部分放入新生儿口中，用手托住乳房，防止乳房堵住新生儿鼻孔。哺乳时应让新生儿吸空一侧乳房后再吸另一侧，两侧乳房交替哺乳。哺乳后应将新生儿抱起，轻拍背部1～2分钟，排出胃内空气，以防呕吐。如果出现乳头皲裂，轻者可继续哺乳，哺乳前湿热敷乳房和乳头3～5分钟，挤出少量乳汁，使乳晕变软易被新生儿吸吮。哺乳时先在损伤轻的一侧乳房哺乳，以减轻对乳房的吸吮力。哺乳结束后，挤出少量乳汁涂在乳头和乳晕上，短暂暴露使乳头干燥。如皲裂严重则暂停哺乳，可将乳汁挤出或用吸乳器吸出后喂养。世界卫生组织指出，4～6个月的婴儿只需母乳，不必添加水或其他饮料。哺乳期妇女应佩戴合适的棉质乳罩，避免过紧或过松。母乳喂哺应按需哺乳，提倡早接触，早吸吮。母乳喂哺的时间一般以10个月至1年为宜。

(3)产妇若因病不能哺乳，则应尽早退乳：最简单的方法是停止哺乳，少进汤汁类食物。

4.心理指导

观察产妇的心理状况，给予其在心理及社会等方面相应的辅导措施。医务人员通过家庭访视，增强产妇照顾新生儿的信心，确立母亲的角色和责任，使母子之间建立独特的亲子依附关系。

5.家庭适应与协调

随着孩子的出生，家庭角色的变化，父母角色，夫妻关系需要重新调整，互相理解与共同承担家务。医务人员应指导丈夫做好接纳新成员的心理和行为准备，确立父亲的角色，主动为妻子分担照顾新生儿的责任，承担家务劳动，在日常生活中应对妻子关心、体贴。新生儿不仅给家庭带来了希望与欢乐，同时也带来了责任与压力，所以夫妻双方要扮演好各自的角色，适应角色的转变，才能促进家庭的健康发展。

(四)产褥期常见问题的保健指导

1.乳腺炎

产褥期乳腺炎是产褥期的常见病,常常继发于乳头皲裂、乳房过度充盈、乳腺管阻塞。

(1)预防。①保持乳头和乳晕的清洁:经常用温水清洗乳房,每次哺乳前后用温水清洗乳头和乳晕,保持局部干燥。如有乳头内陷者更应注意清洁。②养成良好的按需哺乳习惯:每次将乳汁吸尽,避免乳汁淤积,如有淤积可用吸乳器或按摩乳房帮助乳汁排空,不可让婴儿含着乳头睡觉。③如有乳头破损或皲裂要及时治疗。④保持婴儿口腔卫生:及时治疗婴儿口腔炎。⑤纠正乳头内陷。⑥营养供给:注意摄入清淡、易消化、富含营养的食物,多饮水,忌食辛辣、刺激、油腻的食物。

(2)保健措施。①炎症初期:可继续哺乳。哺乳前,湿热敷乳房3～5分钟,并按摩乳房;哺乳时先哺患侧乳房。每次哺乳时注意吸空乳汁,减轻淤积。用绷带或用乳托将乳房托起,局部用冰敷,以减少乳汁分泌。注意充分的休息。②炎症期:停止哺乳,定时用吸乳器或手法按摩排空乳汁,用宽松乳罩托起乳房,以减轻疼痛和肿胀。给予局部热敷、药物外敷或理疗,以促进局部血液循环和炎症消散。根据医嘱早期使用抗菌药物。③脓肿形成期:行脓肿切开引流术,切口应符合美容要求并防止损伤乳管,保持引流通畅,切口定时更换敷料,保持清洁干燥。

2.产后尿失禁

产后尿失禁是由于分娩时,胎儿先露部分对盆底韧带及肌肉的过度扩张,特别是使支持膀胱底及上2/3尿道的组织松弛所致。医务人员应指导产妇保持会阴及尿道口清洁。注意多饮水,多食水果、高纤维蔬菜,防止便秘。坚持做盆底肌锻炼,使盆底肌肉的功能逐渐复原。为防止产后尿失禁,产妇在身体尚未恢复之前不宜过早进行剧烈运动。

3.产后抑郁

由于内分泌的变化,大脑皮质与皮质下中枢的相互关系发生改变,皮质下中枢平衡失调,常会导致产妇情绪不稳,偶尔可见某种精神疾病状态。这种精神疾病反应常与难产手术、产后感染或不良妊娠结局等精神创伤有关。其特征包括注意力无法集中、健忘、心情不平静、时常哭泣或掉泪、依赖、焦虑、疲倦、伤心、易怒、暴躁、无法忍受挫折等。临床可表现为焦虑、激动、忧郁、睡眠不佳、食欲缺乏、言语行动缓慢。也可表现出谵妄状态或躁狂状态。产后抑郁症并非单一原因造成,它是生物、心理、社会因素以多种不同方式相互作用的结果。

产后抑郁的预防措施包括倾听产妇诉说心理问题，做好产妇的心理疏导工作，解除不良的社会心理因素、减轻产妇的心理负担和躯体不适症状；对于有不良个性的产妇，应给予相应的心理指导，减少或避免精神刺激，减轻生活中的应激压力；促进和帮助产妇适应母亲的角色，指导产妇如何与婴儿进行交流和接触，使其逐渐参与到孩子的日常生活中，逐步建立亲子依附关系；发挥社会支持系统的作用，改善家庭关系，合理进行家务分工，减轻产妇劳累；为产妇提供自我保健指导和常见问题的处理方法，减少产妇的困惑和无助感；高度警惕产妇的伤害性行为，注意保护安全；重症患者应接受心理医师或精神科医师的治疗。

第三节　社区老年人的健康管理

一、我国社区老年人健康管理模式展望

随着社会经济的快速发展，人类平均寿命的延长，人口老龄化现象日益明显。我国是世界老龄化人口数量最多的国家，目前人口老龄化所带来的各种社会问题越来越明显，对老年人的健康管理提出了新的挑战。如何维护好老年人的健康，提高老年人的生活质量，需要社区医务人员探索符合我国实际情况的社区老年人健康服务模式。

(一)社区老年人健康管理现状

1.社区老年人服务内涵不断扩展

近年在政府统筹规划下，逐步建立了以社区为基础的老年人社会服务体系，组建了老年经济、老年医疗和护理、老年教育、老年精神文化生活、老年社会参与、老年法律、老年心理等多种老年社会服务体系。

2.社区老年人健康管理形式和内容有待拓展与完善

医务人员为老年人服务的形式逐步从基本医疗服务向公共卫生服务拓展，主要形式有社区卫生服务中心(站)、家庭病床等，服务主要涉及家庭访视、慢性病监测、老年人健康管理、社区健康教育等。但目前家庭健康管理体系不健全，医务人员与社区其他为老年服务人员联系松散，没有发挥应有的培训、指导等作用。

3.社区老年人健康管理研究有待深入

以老年人心理和社会健康为主的研究有待加强,一些交叉学科的研究少见报道。

(二)未来社区老年人健康管理模式展望

1.以社区为基础的老年人长期照护模式的建立

为应对老龄化日益突出的问题,缓解老龄化带给社会、家庭及医疗保健的巨大压力,社区卫生服务应探索建立以居家养老为主体,社区为依托的为老年人长期照护需求与服务提供对接的信息沟通平台,对老年人社区保健提供有针对性的服务。

2.建立有中国特色的社区老年人健康管理服务体系

政府机构应加大对社区养老服务的投入,合理配置卫生资源,为社区老年人提供的服务形式主要有:家政服务、养老服务、家庭护理及互助服务等。

二、社区老年人健康管理规范

《老年人健康管理服务规范》由原卫生部于 2011 年 4 月 25 日颁布,规定服务对象为辖区内 65 岁及以上常住居民,社区每年为老年人提供一次健康管理服务,内容包括生活方式和健康状况评估、体格检查、辅助检查和健康指导等。

(一)服务内容

(1)每年进行一次老年人健康管理,包括健康体检、健康咨询指导和干预。

(2)生活方式和健康状况评估:包括体育锻炼、饮食、吸烟、饮酒、慢性疾病常见症状和既往所患疾病、治疗及目前用药等情况。

(3)体格检查:包括体温、脉搏、呼吸、血压、体重、腰围、臀围、皮肤、淋巴结、心脏、肺部、腹部等检查以及视力、听力和活动能力的一般检查。

(4)辅助检查:每年检查一次空腹血糖。有条件的地区建议增加血常规、尿常规、大便潜血、血脂、B 超、眼底检查、肝功能、肾功能、心电图检查等以及认知功能和情感状态的初筛检查。

(5)告知居民健康体检结果并进行相应干预:①对发现已确诊的原发性高血压和 2 型糖尿病等患者纳入相应的慢性病患者健康管理;②对存在危险因素且未纳入其他疾病健康管理的居民建议定期复查;③告知居民进行下一次健康检查的时间。

(6)对所有老年居民进行慢性病危险因素和疫苗接种、骨质疏松预防及防跌倒措施、意外伤害和自救等健康指导。

(二)服务流程

(1)预约 65 岁及以上常住居民。

(2)进行体格检查、一般检查、询问相关问题。

(3)根据评估结果进行分类处理。

(4)对所有居民告知健康体检结果,进行健康教育,危险因素干预,疫苗接种,骨质疏松预防,意外伤害预防,告知下次体检时间。

(三)服务要求

(1)加强与居委会、派出所等相关部门的联系,掌握辖区内老年人口信息变化。

(2)加强宣传,告知服务内容,使更多的老年居民愿意接受服务。

(3)预约 65 岁及以上居民到社区卫生服务中心接受健康管理。对行动不便、卧床居民可提供预约上门健康检查。

(4)每次健康检查后及时将相关信息记入健康档案,具体内容详见《城乡居民健康档案管理服务规范》健康体检表。

(5)积极应用中医药方法为老年人提供养生保健、疾病防治等健康指导。

(四)考核指标

(1)老年居民健康管理率=接受健康管理人数/年辖区内 65 岁及以上常住居民数×100%。

(2)健康体检表完整率=填写完整的健康体检表数/抽样的健康体检表数×100%。

三、社区健康管理机构中医务人员的角色

(一)健康评估者

全面评估个人的生活方式及其对健康状况的影响。

(二)健康指导者

医务人员详细了解老年人的基本生活功能,指导老年人养成健康的生活方式,教导其注意个人卫生、衣着舒适、饮食搭配合理、居室安全、养成良好的起居习惯,提高生活质量。

(三)直接护理服务者

提供医疗、护理、康复、保健服务及舒缓治疗服务等。

(四)心理保健指导者

指导老年人保持良好心态，避免情绪强烈波动，学会自我疏导和放松，养成良好生活规律与睡眠习惯，培养兴趣爱好，适度人际交往，定期接受心理健康教育和心理咨询，学会控制情绪和调节心理。

参 考 文 献

[1] 马立兴,张诒凤,王超颖,等.消化内科诊疗常规[M].哈尔滨:黑龙江科学技术出版社,2022.

[2] 王继红,安茹,李新平.内科临床诊疗技术[M].长春:吉林科学技术出版社,2021.

[3] 吕蕾.公共卫生与疾病预防控制[M].广州:世界图书出版广东有限公司,2021.

[4] 岳桂华,杨小英,徐先增.心血管内科新医师手册[M].北京:化学工业出版社,2022.

[5] 黄佳滨.实用内科疾病诊治实践[M].北京:中国纺织出版社,2021.

[6] 胡春荣.神经内科常见疾病诊疗要点[M].北京:中国纺织出版社,2022.

[7] 杨柳清.基层公共卫生服务技术[M].武汉:华中科技大学出版社,2021.

[8] 王晓彦.内科常见病诊治指南[M].济南:山东大学出版社,2022.

[9] 邹琼辉.常见内科疾病诊疗与预防[M].汕头:汕头大学出版社,2021.

[10] 马路.实用内科疾病诊疗[M].济南:山东大学出版社,2022.

[11] 王建明,倪春辉.公共卫生实践技能[M].北京:人民卫生出版社,2021.

[12] 庞厚芬,李娟,张腾.内科疾病诊疗与合理用药[M].沈阳:辽宁科学技术出版社,2022.

[13] 金琦.内科临床诊断与治疗要点[M].北京:中国纺织出版社,2021.

[14] 杨德业,王宏宇,曲鹏.心血管内科实践[M].北京:科学出版社,2022.

[15] 赵晓宁.内科疾病诊断与治疗精要[M].郑州:河南大学出版社,2021.

[16] 徐慧,周贵星,肖强.临床内科疾病诊疗与康复[M].沈阳:辽宁科学技术出版社,2022.

[17] 王永红,史卫红,静香芝.基本公共卫生服务实务[M].北京:化学工业出版社,2021.

[18] 孙雪茜,梁松岚,孙责,等.内科常见病治疗精要[M].北京:中国纺织出版社,2022.

[19] 徐晓霞.现代内科常见病诊疗方法与临床[M].北京:中国纺织出版社,2021.

[20] 王玉梅,刘建林,丁召磊,等.临床内科诊疗与康复[M].汕头:汕头大学出版社,2022.

[21] 刘飞飞,刘秋霞,杜桂敏,等.内科疾病治疗与危重症处理实践[M].西安:世界图书出版西安有限公司,2021.

[22] 王秀萍.临床内科疾病诊治与护理[M].西安:西安交通大学出版社,2022.

[23] 张西亭,臧学清,胡雪倩,等.实用内科疾病诊治理论与实践[M].西安:世界图书出版西安有限公司,2021.

[24] 黄忠.现代内科诊疗新进展[M].济南:山东大学出版社,2022.

[25] 赵淑堂.临床内科常见病理论与诊断精要[M].哈尔滨:黑龙江科学技术出版社,2021.

[26] 刘江波,徐琦,王秀英.临床内科疾病诊疗与药物应用[M].汕头:汕头大学出版社,2021.

[27] 费秀斌,张承巍,任芳兰,等.内科疾病检查与治疗方法[M].北京:中国纺织出版社,2022.

[28] 梁莉莉,赖奉庭,王华卿,等.新编内科疾病临床诊疗技术[M].广州:世界图书出版广东有限公司,2022.

[29] 郭利侠,和新颖,屈阿敏,等.突发公共卫生事件中综合性医院门诊医疗服务的问题与对策[J].中国卫生质量管理,2022,29(11):103-106.

[30] 刘艳丽,刘晓佳,杨晓莹,等.探究布地奈德+沙丁胺醇联合肺部康复训练对儿童重度支气管哮喘急性发作的应用价值[J].临床和实验医学杂志,2022,21(14):1545-1548.

[31] 聂杰,焦军胜,柴文昭,等.重大突发公共卫生事件中现代医院感染控制与管理研究[J].中国全科医学,2022,25(11):1410-1410.

[32] 时永全,陈敏,王学红,等.慢性萎缩性胃炎诊疗和羔羊胃提取物维B12临床应用专家指导意见[J].中华消化杂志,2022,42(9):577-584.

[33] 李娟,罗美凤,历风元,等.噻托溴铵吸入剂治疗慢性支气管炎患者的临床效果[J].中国当代医药,2022,29(16):152-154.